NutritionCare

ニュートリションケア 2024年 春季増刊

JN025386

病院・介護保険施設・在宅で活用できる

高齢者の
栄養ケア
ポイントBOOK

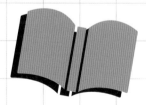

編著

福島学院大学短期大学部食物栄養学科准教授

田村佳奈美

MC メディカ出版

わが国の総人口（2022年9月15日現在推計）は、前年に比べ82万人減少している一方、65歳以上の高齢者人口は3,627万人と、前年（3,621万人）に比べ6万人増加し、過去最多となりました。総人口に占める高齢者の割合は29.1%と前年（28.8%）に比べ0.3ポイント上昇し、過去最高となっています。また、75歳以上人口は、総人口に占める割合がはじめて15%を超えました（総務省統計局より）。

すべての人は平等に年を重ねていきます。加齢とともに身体的・精神的・社会的にもさまざまな変化に直面しますが、なかでも「食べること」「栄養をとること」は生きる根幹であることはいうまでもありません。そして、「食べること」「栄養をとること」は「健康に」年を重ねるためにも重要です。

本書では、高齢者の栄養ケアのためのポイントについて、アセスメントから高齢者に起こりうるさまざまな病態までわかりやすくまとめ、解説しています。病院や介護保険施設、在宅での栄養ケアにかならず役立つ1冊になると考えます。管理栄養士・栄養士はもちろん、多職種の方々にも手にしていただきたいです。

2024年3月
福島学院大学短期大学部食物栄養学科准教授
田村佳奈美

病院・介護保険施設・在宅で活用できる

高齢者の栄養ケア
ポイントBOOK

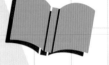

第3章　高齢者の摂食嚥下障害と口腔ケア

第4章　高齢者の浮腫・脱水

第5章　高齢者の排尿・排便障害

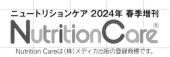

ニュートリションケア 2024年 春季増刊

Nutrition Careは（株）メディカ出版の登録商標です。

編集・執筆者一覧

編集

田村佳奈美 たむら・かなみ 福島学院大学短期大学部食物栄養学科准教授

執筆者一覧（50音順）

阿部沙耶香 あべ・さやか 医療法人渓仁会札幌西円山病院診療技術部栄養部管理栄養士 第3章Q14

飯坂真司 いいざか・しんじ 淑徳大学看護栄養学部栄養学科准教授 第4章Q22・Q23

大西達也 おおにし・たつや 医療法人メディカルフォース フォース歯科歯科医師 第3章Q16

岡田克之 おかだ・かつゆき 桐生厚生総合病院副院長／皮膚科診療部長 第6章Q36・Q37

尾園千佳 おぞの・ちか 公益財団法人甲南会甲南介護老人保健施設管理栄養副士長 第1章Q6・Q7

小野寺大樹 おのでら・ひろき 有限会社ネットワーク調剤代表取締役 第8章Q46・Q47・Q48

小嶋早織 こじま・さおり 社会医療法人社団愛心館愛心メモリアル病院食事部栄養課管理栄養士 第3章Q15

小林明子 こばやし・あきこ 福島県立医科大学会津医療センター附属病院栄養管理部主任栄養技師 第5章Q31

齊藤大蔵 さいとう・だいぞう 社会医療法人ジャパンメディカルアライアンス海老名総合病院医療技術部栄養科科長代理 第5章Q32・Q33

真井睦子 さない・むつこ 日本赤十字社栗山赤十字病院医療技術部栄養課栄養課長 第3章Q20・Q21

白石 愛 しらいし・あい 社会医療法人令和会熊本リハビリテーション病院歯科口腔外科歯科衛生士 第3章Q17・Q18・Q19

髙﨑美幸 たかさき・みゆき 特定医療法人財団松圓会東葛クリニック病院医療技術部課長 第2章Q11・Q12・Q13

髙橋樹世 たかはし・みきよ 公益社団法人東京都栄養士会栄養ケア・ステーション管理栄養士 第9章Q53・Q54・Q55

田村佳奈美 たむら・かなみ 福島学院大学短期大学部食物栄養学科准教授 第4章Q24・Q25

塚田邦夫 つかだ・くにお 高岡駅南クリニック院長 第5章Q26・Q27 第6章Q34・Q35

西岡絵美 にしおか・えみ 一般社団法人是真会長崎リハビリテーション病院臨床部リーダー／在宅支援リハビリテーションセンターぎんや居宅療養管理指導事業所 第1章Q4・Q5

西岡心大 にしおか・しんた 一般社団法人是真会長崎リハビリテーション病院教育研修部・栄養管理室 第1章Q1・Q2・Q3

藤本篤士 ふじもと・あつし 医療法人渓仁会札幌西円山病院歯科医長 第3章Q14・Q15・Q16

宮島 功 みやじま・いさお 社会医療法人近森会近森病院臨床栄養部部長 第7章Q42・Q43

森 茂雄 もり・しげお 愛知県厚生農業協同組合連合会豊田厚生病院栄養管理室課長 第5章Q28・Q29・Q30 第9章Q51・Q52

山中英治 やまなか・ひではる 社会医療法人若弘会若草第一病院外科／院長 第6章Q38・Q39・Q40

横山奈津代 よこやま・なつよ 社会福祉法人妙心福祉会特別養護老人ホームブナの里管理栄養士 第2章Q8・Q9・Q10

吉田貞夫 よしだ・さだお ちゅうざん病院副院長／沖縄大学健康栄養学部客員教授／金城大学客員教授 第9章Q49・Q50

吉村芳弘 よしむら・よしひろ 社会医療法人令和会熊本リハビリテーション病院サルコペニア・低栄養研究センターセンター長 第7章Q41・Q44・Q45

高齢者における
栄養の特徴と
食事の工夫

高齢者に低栄養が多いのはなぜ？

一般社団法人是真会長崎リハビリテーション病院教育研修部・栄養管理室　西岡心大　にしおか・しんた

- 高齢者では3〜29%程度に低栄養が認められる。
- 低栄養に陥る原因は加齢による生理学的変化、身体・認知機能低下、疾患の影響など多岐にわたる。
- 食欲低下、食事介助、身体機能低下、筋力低下などを経験した高齢者は低栄養のリスクがあることを認識する必要がある。

低栄養にはさまざまな要因や疾患・炎症の影響がある

　低栄養は、栄養素摂取や取り込み不足により生じ、体組成変化をもたらすことにより、機能障害や予後不良をひき起こす状態をさします。近年では、エネルギーやたんぱく質など栄養素の摂取が不足することだけでなく、疾患による炎症反応も低栄養の要因となることが広く認識されるようになりました。さらに、基礎疾患や薬剤の副作用、経済的困難、抑うつ状態など、幅広い要因が食事摂取量の低下をもたらします。したがって、低栄養は単に食事摂取量の問題ではなく、その背景にあるさまざまな要因や疾患・炎症の影響が絡み合って生じることを認識しておく必要があります。

高齢者に低栄養が多い理由

　高齢者が低栄養に陥りやすいことはよく知られています。評価法によってバラつきはありますが、地域在住高齢者では3%、在宅ケアを受けている高齢者では9%、入院高齢者では22%、長期療養施設入所高齢者では28%、そして回復期リハビリテーション病棟では29%が低栄養だと報告され

表　高齢者の低栄養（体重減少）の要因 "Meals on Wheels"（文献3を参考に作成）

M	medications	薬剤
E	emotional	情動問題、うつ
A	alcoholism, anorexia tardive, abuse	アルコール中毒、晩発性食欲不振症、虐待
L	late life paranoia	晩期妄想症
S	swallowing problems	嚥下の問題
O	oral problems	口腔の問題
N	nosocomial infections, no money	院内感染、貧困
W	wandering/dementia	徘徊、認知症
H	hyperthyroidism, hypercalcemia, hypoadrenalism	甲状腺機能亢進症、高カルシウム血症、副腎機能低下症
E	enteric problems	腸管の問題（下痢など）
E	eating problems	食事摂取の問題（振戦など）
L	low salt, low cholesterol diet	減塩、低コレステロール食
S	shopping and meal preparation problems, stones (cholecystitis)	買いものや食事準備の問題、胆石症

ています[1]。ひとたび低栄養が生じると、身体機能低下、フレイル、せん妄、免疫能低下、筋力低下、認知機能低下、生活の質低下、死亡率の増加など広範に悪影響が生じます。このため、高齢者では栄養スクリーニングを実施し、高リスク者に対しては栄養アセスメントや適切な栄養介入を実施することが不可欠です[2]。

高齢者に低栄養が多い理由は、加齢による生理学的変化、身体・認知機能低下、そして疾患の影響など多くの低栄養リスク因子を併せもつためです。高齢者では年齢とともに味覚や嗅覚の閾値の上昇、歯牙脱落、コレシストキニン分布増加による胃排泄の遅延などが生じ、これらは食欲の低下や早期満腹感をひき起こします[3]。

また、身体機能低下により基礎代謝量が低下し食欲不振は助長されます。摂食嚥下障害や腸管吸収障害などの臓器機能障害も低栄養の要因となり得ます。さらに重症肺炎などの急性疾患、慢性心不全などの慢性疾患を生じれば、炎症反応により栄養状態の悪化は進行します。これら高齢者に代表的な低栄養の要因は頭文字をとって "Meals on Wheels" とよばれています（表）[3]。

低栄養患者の原因鑑別

　"Meals on Wheels" とは生活困難者に食事を届けるサービスのことで、低栄養患者の原因鑑別のための語呂合わせです[3]。薬剤、精神症状、口腔や嚥下機能、さらには不適切な食事制限など、多くの因子を考慮する必要があることが理解できると思います。

　これらの要因のうちのいくつかは、実際に低栄養をひき起こすリスクが確認できています。最近のメタ解析をまとめた総説によれば、食欲低下や食事介助を要する状態、身体機能低下、筋力低下、主観的健康観不良、病院への入院（以上、中等度のエビデンス）、口腔問題、生きがいの喪失、独身（以上、低いエビデンス）が低栄養の発生と関連する要因としてあげられています[1]。このような因子をもつ高齢者では栄養状態の悪化にとくに注意が必要です。

引用・参考文献

1) Dent, E. et al. Malnutrition in older adults. Lancet. 401 (10380), 2023, 951-66.
2) Nishioka, S. et al. Prevalence and Associated Factors of Coexistence of Malnutrition and Sarcopenia in Geriatric Rehabilitation. Nutrients. 13 (11), 2021, 3745.
3) Morley, JE. Undernutrition in older adults. Fam. Pract. 29 (Suppl 1), 2012, i89-i93.

Q2 高齢者の最適な BMI とは？

一般社団法人是真会長崎リハビリテーション病院教育研修部・栄養管理室　西岡心大 にしおか・しんた

> 高齢男性では標準 BMI よりやや高めで死亡率が低く、女性では BMI が高いことが害にならない可能性がある。
>
> 「日本人の食事摂取基準（2020 年版）」[1] では、目標とすべき BMI の下限を 50 〜 64 歳では 20.0kg/m^2、65 歳以上では 21.5kg/m^2 としている。
>
> 目標BMIは年齢により一律に決めるのではなく、個々の栄養状態を評価したうえで設定すべきである。

適正な BMI をどう考える？

　Body mass index（BMI）は、低体重、普通体重、肥満を区分し体格を示すことができるもっとも有名な指数です（表1）[2]。日本人においては、18.5kg/m^2 未満を低体重、18.5 〜 24.9kg/m^2 を普通体重、25kg/m^2 以上を肥満とし、22kg/m^2 に該当する体重を理想体重とすることは管理栄養士なら誰しも知っています。

　一方で、すべての人に対して一般的な適正BMIの範囲や値をあてはめられるかについては近年疑問が呈されています。何をもって適正な BMI とするかは議論が分かれますが、「日本人の食事摂取基準（2020 年版）」[1] の考え方によれば「死因によらない総死亡率がもっとも低くなる BMI」ということになります。この食事摂取基準でも参考にされた、日本人を対象とした 7 つのコホート研究のデータを統合し解析した研究をみてみましょう[3]。

　対象者となった 7 つのコホートはいずれも 35 歳または 40 歳以上の中年〜高齢者を対象とした研究です。この研究では BMI 23kg/m^2 以上かつ 25kg/m^2 未満の群を基準群として、それより下の

表1　肥満度分類（文献2より）

BMI (kg/m^2)	判定		WHO 基準
BMI < 18.5	低体重		Underweight
18.5 ≦ BMI < 25	普通体重		Normal range
25 ≦ BMI < 30	肥満（1度）		Pre-obese
30 ≦ BMI < 35	肥満（2度）		Obese class Ⅰ
35 ≦ BMI < 40	高度肥満	肥満（3度）	Obese class Ⅱ
40 ≦ BMI		肥満（4度）	Obese class Ⅲ

3つのカテゴリー、それより上の4つのカテゴリーの死亡率比（ハザード比）を比較しています。さまざまな交絡因子を調整し、研究早期に死亡した患者を除いた結果、男性ではBMI 25kg/m^{2}以上かつ27kg/m^{2}未満の群が基準群よりやや死亡率が低く、これ以上のBMIの群と基準群以下のBMIの群では死亡率が上昇する傾向、または有意な上昇がみられました。一方、女性では基準群よりもBMIが低い21kg/m^{2}以上かつ23kg/m^{2}未満の群、基準群より高いBMI 25kg/m^{2}以上かつ27kg/m^{2}未満の群がおおよそ横並びで、これらよりもBMIが低い、または高いと死亡率が増加していました（図1）[3]。男性では標準BMIよりやや高めで死亡率が低く、女性ではBMIが高いことが害にならない可能性を示唆しています。

　さらに、65～79歳の高齢者のみを対象とした研究においても、標準範囲を超えるBMIが死亡率の低下と関連する傾向にある、あるいは死亡率に影響を与えないという結果が認められています[4]。この研究では、BMI 20.0～22.9kg/m^{2}の群を基準としたとき、男性では23.0～24.9kg/m^2、25.0～27.4kg/m^2、27.5～29.9kg/m^{2}の群はそれぞれ死亡率が6%、8%、11%減少する傾向にあることが示されています（図2）[4]。一方、女性ではBMI 23.0～24.9kg/m^{2}の群で死亡率が4%減少する傾向にあるものの、BMI 29.9kg/m^{2}までは死亡率の変化は認められませんでした。興味深いことは、男女ともBMI18.5～19.9kg/m^2、つまり標準体重の範囲内下限の群においても、死亡率が12～23%上昇しているということです。一般的な標準体重の範囲を高齢者にあてはめることは、もしかすると有害なのかもしれません。

臨床現場における目標BMIの設定

　これらのデータを踏まえ、「日本人の食事摂取基準（2020年版）」では、高齢者における目標BMIの範囲を非高齢者と区別して設定しています（表2）[1]。18～49歳では一般的な基準と同様に、18.5～24.9kg/m^{2}としますが、50～64歳では20.0kg/m^{2}を、65歳以上では21.5kg/m^2

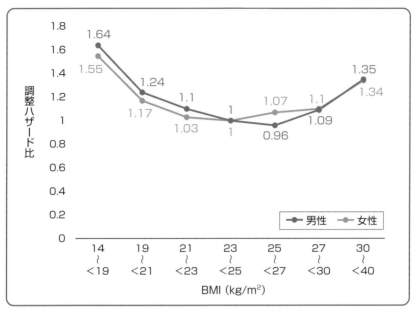

図1　中高年における body mass index と総死亡率（文献3を参考に作成）

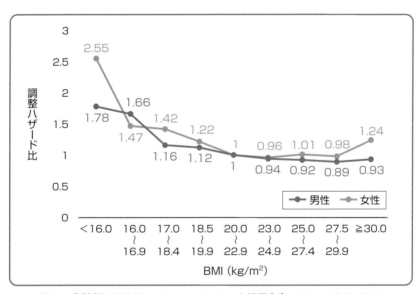

図2　高齢者における body mass index と総死亡率（文献4を参考に作成）

を下限とするものです。前述のデータではBMI 25.0kg/m² 以上で死亡率が減少する可能性が示唆されていますが、生活習慣病の発症予防との兼ね合いがあり、上限については 24.9kg/m² に設定されました。臨床現場で目標 BMI を設定する際は、これらの値を用いるとよいでしょう。

　ただし、目標BMIは年齢により一律に決めるのではなく、個々の栄養状態を評価したうえで設定すべきです。若いうちから痩せていた高齢者では目標 BMI を 21.5kg/m² よりも下回る値に設定する

表2 「日本人の食事摂取基準（2020年版）」における目標BMI値（文献1を参考に作成）

年齢（歳）	目標とするbody mass index（kg/m²）
18～49	18.5～24.9
50～64	20.0～24.9
65～74	21.5～24.9
75以上	21.5～24.9

ことも考慮すべきでしょうし、とくに合併症のないBMI 26kg/m²の高齢者に減量をすすめることは控えたほうがよいでしょう。

引用・参考文献

1) 厚生労働省.「日本人の食事摂取基準（2020年版）」策定検討会報告書.（https://www.mhlw.go.jp/stf/newpage_08517.html, 2024年1月閲覧）.
2) 日本肥満学会編."肥満症治療と日本肥満学会が目指すもの". 肥満症診療ガイドライン2022. 東京, ライフサイエンス出版, 2022, 2.
3) Sasazuki, S. et al. Body mass index and mortality from all causes and major causes in Japanese : results of a pooled analysis of 7 large-scale cohort studies. J. Epidemiol. 21 (6), 2011, 417-30.
4) Tamakoshi, A. et al. BMI and all-cause mortality among Japanese older adults : findings from the Japan collaborative cohort study. Obesity (Silver Spring). 18 (2), 2010, 362-9.

高齢者への減量指導はどのようにすればいいの？

一般社団法人是真会長崎リハビリテーション病院教育研修部・栄養管理室　西岡心大　にしおか・しんた

point!

- 肥満高齢者ではそもそも減量すべきかどうかをより慎重に検討する必要がある。
- サルコペニア肥満を防ぐために、十分なたんぱく質と微量栄養素を補給する。
- 身体能力や併存疾患を考慮したうえで、可能な限り運動量を増やすことが望ましい。

そもそも減量は必要か？

　肥満を認める高齢者では、そもそも減量すべきかどうかを慎重に検討する必要があります。Q2（13ページ）で解説したように、高齢者では男女とも BMI が 29.9kg/m^2 程度までは健康によい、または健康に害を与えない可能性があります[1]。肥満は、糖尿病や心筋梗塞などゆっくり時間をかけて進行する疾患の危険因子ですが、高齢者の死亡に対してはむしろ保護的にはたらくのかもしれません。そのため、単に BMI が 25kg/m^2 以上だからといって一律に減量をすすめると、健康を害するおそれがあります。

　ただし、肥満による悪影響が明らかで、体重を減らすことで生活の質が高まることが期待される場合には、高齢者であっても減量は有益です。たとえばコントロール不良な糖尿病、睡眠時無呼吸症候群、変形性膝関節症を有する場合などです。これらの人では減量によって血糖値が安定し余分な薬剤を減らしたり、呼吸状態や膝の疼痛を軽減したりすることが期待できます。

表　サルコペニア肥満を考慮した高齢者に対する栄養戦略 (文献2〜4を参考に作成)

栄養素	目標値
エネルギー [2]	25kcal/ 目標体重 kg（高度肥満の場合は 20 〜 25kcal/ 目標体重 kg）
たんぱく質 [3]	1.0 〜 1.5g/ 理想体重 kg
そのほかの栄養素	日本人の食事摂取基準 [4] に準ずる

※慢性腎臓病、糖尿病など慢性疾患を有する場合は各診療ガイドラインも参考とする。

高齢者が減量する際の食事療法

◤◤ サルコペニア肥満を防ぐ

　高齢者が減量する際の食事療法については一般成人と大きく変わりませんが、骨格筋量の減少や微量栄養素欠乏に、より注意をはらう必要があります。高齢者では肥満であっても筋量、筋力、身体機能が低下している「サルコペニア肥満」にしばしば陥ります。体脂肪、とくに内臓脂肪を減らすことは健康にとって大きなメリットですが、単に食事量を減らすだけでは脂肪だけではなく筋量が減少してしまいます。これを防ぐためには、減量とサルコペニア改善の双方に有効な方法を組み合わせることが、現時点では最善だと考えられます。具体的には、エネルギー制限に加えて、十分なたんぱく質と微量栄養素（ビタミン・ミネラル）を補給するのがよいでしょう。また、目標体重は 3% /3 〜 6 ヵ月程度（高度肥満の場合は 5 〜 10%）[2] とし、急激な減量は避けます。

◤◤ 必要栄養量の目標

　必要栄養量については、エネルギー 25kcal/ 目標体重 kg [2]、たんぱく質 1.0 〜 1.5g/ 理想体重 kg [3]、微量栄養素は「日本人の食事摂取基準（2020 年版）」と同等量を当面の目標とするとよいでしょう（表）[2〜4]。

　高齢者におけるエネルギー過剰の原因はさまざまですが、重量あたりのエネルギー密度が高い食品や料理（菓子類、洋食、揚げものなど）のとりすぎや、アルコール摂取量が多いケースが目立ちます。また、このような食品や料理にエネルギーが多いことにそもそも気づいていない場合も多く、まずは自身の摂取エネルギーを認識してもらうことからはじめるとよいでしょう。食事に介助が必要な人の場合は、本人の嗜好ではなく、介助者（家族）がおいしいものを食べてほしい一心で、結果的に高エネルギーになっていることがあります。このような場合は、減量することが本人の健康のために必要であることをしっかりと説明し、納得してもらうことが先決です。

　たんぱく質に関しては、エネルギー密度の低い食品を選びます。皮なしの鶏肉、タイやヒラメなどの白身魚、マグロの赤身、豆腐などです。空腹感を避け微量栄養素不足を起こさないために、根菜類

や葉物野菜、海藻類やこんにゃくなど、かさの多い低エネルギー食材を上手に使うとよいでしょう。

食事だけでなく運動も大切！

　さらに重要なのは適度な運動です。減量が必要な高齢者は、運動不足であったり、身体障害により日常活動が制限されていたりすることがよくあります。運動に制限のない人に関しては、散歩や買いものなどの外出機会を増やすなど、日常的に継続できる運動を提案します。慢性心不全など運動制限のある人については、医師の方針をよく確認し、理学療法士や健康運動指導士など専門家に相談することが望まれます。身体障害により日常活動が制約されている場合は、室内で立つ・歩く機会を増やすなど、無理のない範囲で寝る・座る以外の時間を増やすようにすすめるとよいでしょう。

引用・参考文献

1) Tamakoshi, A. et al. BMI and all-cause mortality among Japanese older adults : findings from the Japan collaborative cohort study. Obesity (Silver Spring). 18 (2), 2010, 362-9.
2) 日本肥満学会編. "肥満症治療と日本肥満学会が目指すもの". 肥満症診療ガイドライン 2022. 東京, ライフサイエンス出版, 2022, 2.
3) Bauer, J. et al. Sarcopenia : A Time for Action. An SCWD Position Paper. J. Cachexia Sarcopenia Muscle. 10 (5), 2019, 956-61.
4) 厚生労働省.「日本人の食事摂取基準（2020年版）」策定検討会報告書. (https://www.mhlw.go.jp/stf/newpage_08517.html, 2024年1月閲覧).

高齢者の食生活の特徴とは？

一般社団法人是真会長崎リハビリテーション病院臨床部リーダー／
在宅支援リハビリテーションセンターぎんや居宅療養管理指導事業所
西岡絵美 にしおか・えみ

point!

高齢者は摂取エネルギーと摂取たんぱく質量が減少する傾向にある。

高齢者は残存歯の減少やオーラルフレイルなどにより、摂取する食品の多様性が低下しやすい。

高齢社会の進展に伴う生活様式や社会的要因の変化によって食生活は変化している。

国民健康・栄養調査からみる特徴

健康寿命の延伸や健康維持には適切な食生活を送ることが必要です。しかし、高齢者は成人と異なり、加齢に伴い骨格筋量の低下などの体組成変化、身体機能低下、生理機能の低下が生じます。さらに、認知症の影響や味覚の変化、口腔・嚥下機能の低下などにより食事摂取量が減少し、低栄養に陥りやすいといえます。国民健康・栄養調査の年齢別栄養摂取状況の結果では、75歳を境に摂取エネルギーは減少します。エネルギー比率の内訳をみると、炭水化物エネルギー比は増加し、動物性たんぱく質比は減少しています（図）[1]。一方で、野菜の摂取量は60歳以上で増加する傾向があります[1]。近年注目されているサルコペニアや低栄養予防のためにも、エネルギーとたんぱく質の積極的摂取が望まれます。

口腔機能の変化に伴う特徴

高齢者では加齢に伴い残存歯が減少する傾向があります。わが国の調査では歯が28本以上残って

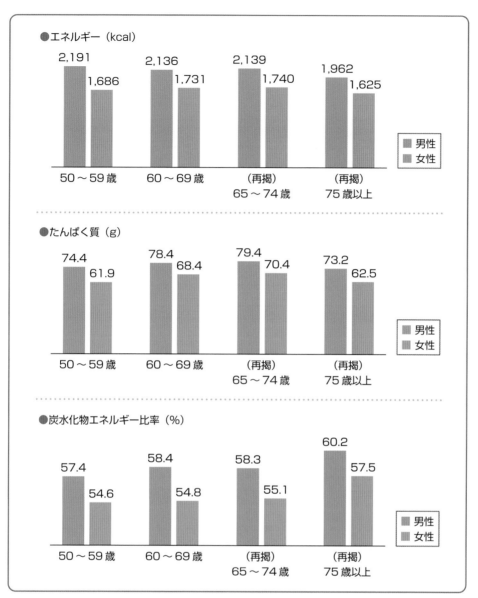

●エネルギー（kcal）

2,191 / 1,686　2,136 / 1,731　2,139 / 1,740　1,962 / 1,625

50〜59歳　60〜69歳　（再掲）65〜74歳　（再掲）75歳以上　■男性　■女性

●たんぱく質（g）

74.4 / 61.9　78.4 / 68.4　79.4 / 70.4　73.2 / 62.5

50〜59歳　60〜69歳　（再掲）65〜74歳　（再掲）75歳以上　■男性　■女性

●炭水化物エネルギー比率（%）

57.4 / 54.6　58.4 / 54.8　58.3 / 55.1　60.2 / 57.5

50〜59歳　60〜69歳　（再掲）65〜74歳　（再掲）75歳以上　■男性　■女性

図　令和元年国民健康・栄養調査報告による年齢別の栄養摂取状況（文献1を参考に作成）

いる割合が80歳以上では7.3%と少なく、「何でもよくかんで食べる」と回答した者が70歳以上で63.2%とほかの年代に比べもっとも少ないという結果が報告されています[1]。かみにくさは摂取栄養量の低下の一因である可能性が考えられます。一方で、高齢者において多様な食品摂取が死亡率の減少に寄与することから[2]、口腔ケアや食べやすい食形態に置き換える工夫が必要であるといえるでしょう。

　また、近年の健康寿命延伸の重要なキーワードとして、高齢者における生理的予備能の低下である

「フレイル」があげられます。とくに、口腔機能にフレイルが生じると、滑舌低下、食べこぼし、かめない食品の増加などの症状が現れ、心身機能の低下につながります。これを「オーラルフレイル」とよびます。軽微な口腔機能の変化を早期に発見し、専門職が食べる機能を改善させるアプローチを行うことが求められます。

社会的要因や環境による特徴

　内閣府の高齢社会白書の報告によると、65歳以上で一人暮らしをしている割合は男女ともに増加傾向にあり、1980（昭和55）年にはそれぞれ4.3%、11.2%でしたが、2020（令和2）年には15.0%、22.1%と増加しています[3]。独居で家族との共食が困難であると、食べる意欲の減退につながり低栄養を助長する可能性が考えられます。地域での食事会や高齢者サロンなど共食できる通いの場の情報を提供することも効果的です。

　また、高齢者は年金暮らしとなる人が多く、収入はおよそ3割減[3]となるので、食費にかけられる支出が減ることを念頭においた支援が必要です。高価な配食弁当や調理済み食品がむずかしい場合は、安価な缶詰食品や冷凍食品を組み合わせることも念頭におく必要があります。

　一方で、買いものに行くためのスーパーマーケットが遠方であったり、身体機能の低下により自由に外出ができなかったりなど、食品へのアクセスが困難な場合も多くあります。この場合は、冷凍保存の方法を指導したり、大手スーパーマーケットのネットショップや食材配達サービスを利用した食品の購入、配食弁当の利用などを提案するとよいでしょう。

引用・参考文献
1) 厚生労働省. 令和元年国民健康・栄養調査報告. (https://www.mhlw.go.jp/stf/seisakunitsuite/bunya/kenkou_iryou/kenkou/eiyou/r1-houkoku_00002.html, 2024年2月閲覧).
2) Sotos-Prieto, M. et al. Association of Changes in Diet Quality with Total and Cause-Specific Mortality. N. Engl. J. Med. 377 (2), 2017, 143-53.
3) 内閣府. 令和4年版高齢社会白書（全体版）(PDF版). (https://www8.cao.go.jp/kourei/whitepaper/w-2022/zenbun/04pdf_index.html, 2024年2月閲覧).
4) Jahnke, V. [Dysphagia in the elderly]. HNO. 39 (11), 1991, 442-4.

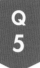

高齢者は味覚異常になりやすいの？ 味覚異常にはどのような種類があるの？

Q5

一般社団法人是真会長崎リハビリテーション病院臨床部リーダー／
在宅支援リハビリテーションセンターぎんや居宅療養管理指導事業所
西岡絵美 にしおか・えみ

point!

- 高齢者は複合的な要因により味覚異常に陥りやすく、低栄養やサルコペニアの可能性が高まる。
- 味覚異常にはさまざまなタイプがあり、とくに高齢者では味覚の閾値の上昇、口腔機能の低下、薬剤性の味覚異常に注意が必要である。

高齢者の低栄養予防には食事をおいしく味わえることが前提

　高齢者の低栄養予防には十分に食事を摂取することが必要で、そのためには食事をおいしく味わえることが前提です。しかし、2019年に報告された日本口腔・咽頭科学会の調査では、年間27万人が味覚異常で医療機関を受診するとされており、60歳以上が全体の26%を占め、70歳台までは年齢に相関して増加傾向です[1]。なかでも、高齢者はさまざまな要因によって味覚異常をひき起こしやすく、フレイルにつながる可能性が指摘されています。このことから、味覚異常に対する理解と対策の重要性は高いといえます。

味覚のメカニズム

　味覚は、塩味、甘味、酸味、苦味、うま味の5つの基本味に分類されます。これらの味物質は、舌の表面にある乳頭に含まれる味蕾（みらい）の味細胞で受容されると味覚情報に変換され、舌の前方2/3では顔面神経を通じて、舌の後方1/3では舌咽神経を通じて大脳へと情報が伝わり味を認識します。

表　薬剤性の味覚障害の種類（文献6を参考に作成）

薬剤名	症状
アロプリノール、テトラサイクリン塩酸塩、βラクタム系抗菌薬	金属味
エナラプリルマレイン酸塩	味覚異常、味覚消失
カルバマゼピン	味覚減退
シスプラチン	味覚減退から味覚消失
ジルチアゼム塩酸塩、ニフェジピン	味覚減退、味覚異常、味覚消失
スピロノラクトン、ロスバスタチンカルシウム	味覚消失
フルオロウラシル	味覚異常（甘味）

味覚障害の要因

　味覚障害の原因は特発性、亜鉛欠乏性、薬剤性、感冒後、全身疾患性、心因性、口腔疾患性、末梢神経障害などがあります[2]。臨床現場でよく目にするタイプを以下に述べます。

加齢に伴う味覚感受性の変化

　一般的には加齢に伴い味の濃いものを好むようになると考えられています[3]。味覚閾値が上昇する原因は、味蕾の数の減少などにより味を検出しにくくなる、または検出された味覚情報の大脳への情報伝達機構の問題などが考えられていますが、現時点では明確になっていません[4]。

口腔内環境や薬剤性の唾液量減少

　高齢者は唾液の分泌量が減少しやすいため、味覚刺激の情報を脳へ伝達しにくいという特徴があります。唾液は咀嚼によって増加するため、歯科治療や口腔ケア、義歯の作製などで口腔内の環境をととのえることは有効であると考えられます。

　また、唾液量減少の原因が薬剤の場合があり、抗コリン薬や抗ヒスタミン薬、消化性潰瘍治療薬、向精神薬、降圧薬、抗パーキンソン病薬などがおもな原因薬剤です。

亜鉛欠乏

　味覚障害を有する人において、血清亜鉛値の低下は臨床現場ではしばしば遭遇します。亜鉛欠乏は味覚障害のよく知られた原因の一つであり、体内における亜鉛のターンオーバーの延長[5]、味蕾から脳への情報伝達の異常、脳中枢の異常などが原因となってひき起こされます。また、腎疾患、消化器疾患、肝疾患、甲状腺疾患、糖尿病、自己免疫性疾患などの全身疾患に罹患している場合は、亜鉛の吸収障害や排泄の増加などにより、味覚障害が生じやすいため注意が必要です。

　さらに、薬剤のキレート作用（亜鉛の吸収を抑制する作用）によって亜鉛の吸収を阻害しているこ

ともあります。薬剤性味覚障害を起こすリスクのある薬剤を内服中は、味覚障害が起こりうる可能性について十分に理解しておく必要があります。薬剤性の味覚障害の種類は表[6]を参照してください。

* * *

　高齢者では味覚嗅覚障害の原因が複合的に起こっている可能性が高いため、多くの重複疾患をもつ高齢者ではそれぞれの原因への対応が必要です。

引用・参考文献
1)　Nin, T. et al. A clinical survey on patients with taste disorders in Japan : A comparative study. Auris Nasus Larynx. 49（5）, 2022, 797-804.
2)　任智美. 味覚障害の診断と治療. 日本耳鼻咽喉科学会会報. 122（5）, 2019, 738-43.
3)　Zhang, Y. et al. Coding of sweet, bitter, and umami tastes : different receptor cells sharing similar signaling pathways. Cell. 112（3）, 2003, 293-301.
4)　成川真隆ほか. 味覚のサイエンス：加齢と味覚の関係. 日本老年医学会雑誌. 57（1）, 2020, 1-8.
5)　Beidler, LM. et al. Renewal of cells within taste buds. J. Cell Biol. 27（2）, 1965, 263-72.
6)　東加奈子ほか. 薬剤と味覚障害の関係. ニュートリションケア. 14（8）, 2021, 745-9.

高齢者の摂取エネルギー量を 手軽にアップさせる方法はあるの？

公益財団法人甲南会甲南介護老人保健施設管理栄養副士長　尾園千佳 おぞの・ちか

point!

- 食材 1g あたりのエネルギー量が多い食材を上手に使用する。
- 食材の部位、調理の工夫などで無理なくエネルギーアップを行う。
- 食事や時間帯にこだわらず、菓子類を活用する。

個々にあわせたエネルギーアップ方法を考える

　摂取エネルギー量をアップする方法としては、食材 1g あたりのエネルギー量が多い油やマヨネーズ、生クリームなどを使用することがいちばん簡単です。しかし、多用すると油の多い料理となるため、脂っぽい食事が苦手だったり、消化吸収機能が弱っていたりする高齢者には不向きなこともあります。嗜好や口腔内の状況、嚥下状態、身体状況、いちばん摂取量が増える時間（三食、間食）など、さまざまな点を確認して、食材選びや調理の工夫で摂取エネルギー量を増やす方法を考えましょう。

エネルギーアップの工夫

 飯で手軽にアップ

　寿司飯はみりんや砂糖を添加しているため、米飯よりも摂取エネルギー量はアップします。また、酸味によってさっぱりとした味になるため、牛肉の甘辛煮やうなぎのかば焼きなどこってりとした具材をあわせたり、マヨネーズを使用したサラダ巻きにするなどしても食べやすく、エネルギー量もさらに増加します。

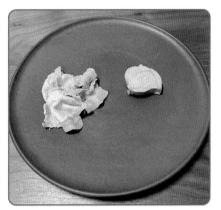

図　豚肉の部位による見た目の違い
同じエネルギー量でも部位によって分量と見た目
が異なる。肉類は、少量しか食べられない高齢者
に適した部位を活用する。

肉・魚で手軽にアップ

　同じ分量でも、うす切り肉と塊の肉を調理したものでは見た目が変わります。見た目に大きいとそれだけで食べられないと感じる高齢者もいるため、少量に見えるように工夫することで摂取量アップにつながることがあります。肉の部位や大きさなどを考慮しましょう（図）。

　魚類は同じ60gであっても、まがれいは約60kcal、脂の多いたいようさばは約200kcalと、大きくエネルギー量が変わります。脂質量の少ない白身魚などの調理は、ムニエルや揚げ煮にする、ドレッシングなど脂質を加えたソースにするなどして、エネルギーをアップさせましょう。

油脂や調味料で"ちょい足し"アップ

　1gあたりのエネルギー量が高い食材は、料理に"ちょい足し"するだけで簡単にエネルギーアップができます。野菜や脂質量の少ない食材に、「マヨネーズ＋練乳」「マヨネーズ＋粉チーズ」など少量を加えるとエネルギーアップになります（表）。また、冷凍の揚げなすは1切れ（15g）27kcalと、少量で高エネルギーな食材です。どのような調味料とも相性がよいので、おすすめの"ちょい足し"食材です。

菓子で手軽にアップ

　菓子は、糖質、脂質が多く、甘いものを好む人であれば簡単にエネルギーアップができます。たとえば、フィナンシェ1個と牛乳100mLでは約200kcalとなり、ご飯120g分のエネルギーです。また、市販のプリンでも100gで200kcal相当のものがあり、栄養補助食品を使用せずとも、手軽にエネルギーアップが可能です。少量しか摂取できない時間帯（たとえば朝食など）に食事として提供するとよいでしょう。

表　油脂・調味料の工夫によるエネルギーアップ

"ちょい足し"食材	15g	5g	"ちょい足し"用途
	kcal		
油	138	46	和えものなどにごま油を足して風味もアップ。粥にプラスするなど、どの料理でもちょい足しできる。
バター	111	37	香りがよく、しょうゆや和風の食材とも相性がよい。ご飯に混ぜるなどちょい足ししてエネルギーアップができる。
マヨネーズ	105	35	パサつきのあるささみなどと和えることで、のど越しよく食べやすくなり、エネルギーアップができる。
生クリーム（動物性）	65	22	カレーライス、みそ汁、野菜の和えものなどに少量加えると、味は大きく変わらずにエネルギーアップができる。
コーヒークリーム	32	11	個包装や日持ちするものもあり、手軽にちょい足ししてエネルギーアップができる。
練乳	50	17	パンや菓子にかけてエネルギーアップができる。マヨネーズと混ぜるなど甘みを足してエネルギーアップができる。
フレンチドレッシング	60	20	酸味があるため、野菜の和えものや肉や魚のソースなどにも相性がよく、ちょい足しできる。
揚げなす	27	9	和えものや煮ものに加えてエネルギーアップができる。細かくきざんでソースとして使用するなど、少量でもエネルギーアップができる。
アボカド	28	9	そのまましょうゆで食べる、サラダに加える、ほかの食材と混ぜてソースにするなど、少量でもエネルギーが高い食材である。
天かす	90	30	ゆでた野菜やおにぎりなどに混ぜる、汁ものの浮き実として使用できる手軽な食材である。

ミキサー食で手軽にアップ

　水やだし汁の代わりに、米飯と水と酵素入りゲル化剤を使用することで（ベースライス法）、通常のミキサー食よりエネルギーアップができます。

提供したあとが大事

　このように、高エネルギー食材を上手に活用すると手軽にエネルギーアップができます。しかし、提供した食事を患者が食べていなければ、エネルギー量の確保はできません。提供した食事をどれだけ摂取し、どれくらいの時間で食べ終えているかなど、食事状況を確認して、食材や調理方法を変えていきましょう。

　まずは、1回の食事からいつもの摂取量より＋30〜50kcalをめざし、無理なく簡単に、そして確実にエネルギーが摂取できることから取り組みましょう。

高齢者における栄養の特徴と食事の工夫

Q7 高齢者の摂取たんぱく質量を 手軽にアップさせる方法はあるの？

公益財団法人甲南会甲南介護老人保健施設管理栄養副士長　尾園千佳 おぞの・ちか

point!

- 市販の高たんぱく質食材を上手に活用して、1 食のたんぱく質量は 20g 以上をめざす。
- 高たんぱく質食材をいつもの料理に加える。
- たんぱく質量とエネルギー量のアップは、どちらを優先すべきか、また同時にできないかを考える。

1 食のたんぱく質量は 20g 以上を目安に

　近年、コンビニエンスストアやスーパーマーケットでも、たんぱく質を強化した食品が多く販売されており、上手に活用することで高齢者でも手軽にたんぱく質量をアップできます。しかし、たんぱく質を強化しているパンなどは、糖質や脂質の量を減らしているものもあります。バターや練乳をプラスする、パン粥にする、フレンチトーストにするなどして、パサつきを抑えて食べやすくすると同時に、エネルギーアップも考慮しましょう。嚥下状態や身体状況にあわせて、使用する食材、調理法を考えます。また、1 食のたんぱく質量は 20g 以上を目安としましょう。

たんぱく質量アップの工夫

◥◣ 毎日摂取する主食のたんぱく質量を確認する

　主食の飯やパンなどは、同じ分量でもたんぱく質量が異なるため、まず、いつも食べる量の主食からどの程度たんぱく質が摂取できているかを確認します。そのうえで、残りのたんぱく質を何からど

のくらい摂取するのかを考えます。主食の摂取がすすまない高齢者には、ゆでたスパゲッティやマカロニをきざんで、卵とあわせてオムレツにしたり、スープの具材にしたりすると、たんぱく質量もアップできます。また、お好み焼きなどの粉料理には、水やだし汁のかわりに豆腐を使用することで、ふんわりとした生地となり、よりたんぱく質の強化ができます。

◤◤ 高たんぱく質食材で手軽にアップ

高たんぱく質のヨーグルトや牛乳などさまざまな商品が販売されています。高たんぱく質ヨーグルトは、普通のヨーグルトに比べ水分量が少ないため、食べにくさを感じるかもしれません。その場合、練乳をかけたり、たんぱく質を強化した牛乳などを少し加えたりすることで、食べやすくなり、さらにたんぱく質とエネルギー量がアップできます。また、高たんぱく質ヨーグルトをポテトサラダや野菜の和え衣に使用するなど、料理に活用することもおすすめです。肉や魚は、たんぱく質が多い部位は調理するとパサパサになることが多いため、唾液量が減っている高齢者には食べにくいでしょう。かたくり粉を使用してなめらかさを加える、高たんぱく質ヨーグルトを活用したタンドリーチキンにするなど、調理の工夫で食べやすくなります。

◤◤ 豆類・そのほかの食材で手軽にアップ

豆類は、貯蔵性に富む保存食でもあり、良質なたんぱく質が豊富な食材です。ゆで大豆やゆであずき、缶詰など、加工済みの商品もあります。手軽に調理でき、味にくせがないため、サラダに加える、鶏肉と一緒に煮込むなど、手軽にたんぱく質量がアップできる食材です。しかし、豆類はぼそぼそした食感で食べにくいと感じる高齢者もいます。ミキサーにかけてソースにする、スープにするなど、調理の工夫で上手に取り入れましょう。

酒かす100gには14.9gのたんぱく質が含まれています。牛乳と酒かすで簡単にたんぱく質を強化した甘酒ができます。また、毎日のみそ汁や煮ものに少し加えると、風味も変わり、手軽にたんぱく質が強化できます。

食材を知り、その人にあったアップ方法を考える

それぞれの嗜好や嚥下状態にあわせ、たんぱく質量のアップ、エネルギー量のアップ、どちらを優先すべきか、もしくは、両方を同時に提供できる調理はないかを考えましょう。強化できる食材や組み合わせの提案は、管理栄養士だからこそできるものです。

高齢者の
栄養アセスメント

Q8 高齢者の身体計測はどのように行うの？

社会福祉法人妙心福祉会特別養護老人ホームブナの里管理栄養士　**横山奈津代** よこやま・なつよ

point!

- 身体計測は簡便で非侵襲的・経済的な栄養評価方法である。
- 身体計測の方法は高齢者であっても変わらない。
- 基準値と比較することで1年後のADL低下などの予測が可能である。
- 身体計測値だけでなく、そのほかの栄養指標とあわせて総合的に評価する。

身体計測は栄養アセスメントの基本

　身体計測は栄養アセスメント項目のうち、身体構成成分を評価するために用いられる手法です。ほかのアセスメント項目と比べて比較的簡便で非侵襲的・経済的な栄養評価方法であるといえます。測定方法は対象者が高齢者であっても変わりません。本稿では基本的な内容となりますが、身体計測の特徴と方法について解説します。

身体計測の特徴と測定方法

　おもな身体計測について表 [1、2] にまとめました。

▶▶ **身長**

　身長は体格を構成する要素の一つです。体格指数（body mass index；BMI）や理想体重の算出、必要栄養量の算出などにも用いられる栄養管理に重要な値です。身長計を用いて立位で測定します。在宅訪問栄養食事指導などで身長計がない場合は、家の柱や壁などに踵をつけて立ってもらい頭頂部

身体計測の項目	計測値から求められるアセスメント項目	評価指標
身長	BMI 標準体重	
体重	BMI %理想体重比（% IBW） 平常時体重に対する体重比（% UBW） 体重減少率	エネルギーの過不足の推定
上腕周囲長（AC）	上腕筋周囲長（AMC）	体脂肪量と筋肉量の指標
上腕筋周囲長（AMC）		筋肉量の指標
上腕三頭筋皮下脂肪厚（TSF）		体脂肪量の指標
下腿周囲長（CC）		筋肉量の指標 体重増減の指標（BMI と相関）
ウエスト周囲長		内臓脂肪量の指標

第2章　高齢者の栄養アセスメント

に印をつけ、メジャーを用いて床からの長さを測定する方法もあります[3]。

体重

　体重は身長と並び体格を決定する要素の一つで、全身のエネルギー貯蔵量を反映しています。体重の変化は栄養状態のほかに体内の水分貯留の影響を受けるため、体重増加が栄養状態改善の結果ではない場合も考えられます。そのため、評価には注意が必要です。対象者の疾患や病状、食事摂取状況なども考慮して評価します。さまざまなタイミングの体重を比較することで、理想体重比、平常時体重に対する体重比、体重減少率を算出することができます。また、BMI の算出にも用いられます。体重計を用いて立位で測定します。

上腕周囲長（arm circumference；AC）

　上腕三頭筋部中点上を通る円周の長さをさします（図 - ①）[3、4]。「JARD 2001」[5] の基準を用いて、初期評価やモニタリングに使用できます。また、上腕筋周囲長（arm muscle circumference；AMC）の算出に使用します。仰臥位をとってもらい測定部位を決定します。肩峰から肘先までの距離の中心点をとり、その後手のひらを上にして腕を体に添わせた状態で中心点の周囲を測ります。このとき巻き尺は皮膚に密着させます。

下腿周囲長（calf circumference；CC）

　下腿（ふくらはぎ）の最大直径の周囲の長さをさします（図 - ②）[3、4]。定期的に計測を行うことで体重測定ができない場合に活用でき、1 年間の減少率が 5％以上で低栄養リスクが高くなっていると考えられます。対象者は仰臥位で膝を 90°になるように曲げてもらいます。巻き尺で下腿部の最大直径位置を測定します。このとき、巻き尺を皮膚に密着させてから少し引き締め、皮膚が戻るのにあわ

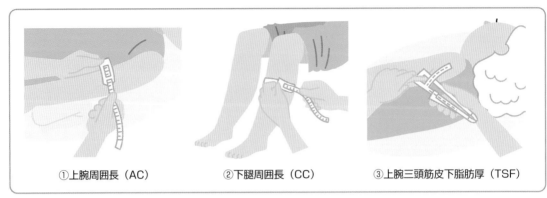

図　各身体計測方法（文献 3、4 を参考に作成）

①上腕周囲長（AC）　　②下腿周囲長（CC）　　③上腕三頭筋皮下脂肪厚（TSF）

せて巻き尺を緩めた位置の目盛りを読みとります。

上腕三頭筋皮下脂肪厚（triceps skinfold thickness ; TSF）

　体脂肪量の指標として用いられる値です。AMC を算出する際にも使用します。局所の脂肪量から全身の脂肪量を推定するため誤差が生じることを踏まえて用いましょう。極度の肥満、るい痩、浮腫がある場合の計測は不適切ですので、計測の前に確認しましょう。対象者は AC を計測した腕が上になるように側臥位をとります。このとき下側になった腕は体に対し前方に伸ばします。計測する側の腕は楽に体に添わせます。AC を計測したときにつけた中心点から 1cm 離れた部分の皮膚を、脂肪層と筋層を分離するように指でつまみ上げ、アディポメーターを用いて計測します（図 - ③）[3、4]。

ウエスト周囲長（へそ周囲長）

　内臓脂肪（腹腔内脂肪）の蓄積を示し、特定健診・特定保健指導ではメタボリックシンドロームの診断基準となっています。立位で軽く息を吐いた状態でへその高さを巻き尺で計測します。

＊　＊　＊

　身体計測は体構成成分の測定の目的においては局所の情報にすぎません。しかし、基準値（JARD 2001）と比較を行うことで 1 年後の ADL 低下などのリスクを予測することが可能です。また、定期的に計測を続けることによって、その変化から栄養スクリーニングを行うことも可能です。

引用・参考文献
1) 望月弘彦. 総論 身体計測の方法. 日本静脈経腸栄養学会雑誌. 32（3）, 2017, 1137-41.
2) 横山奈津代. "栄養アセスメントの実際：身体計測". 新臨床栄養学：栄養ケアマネジメント. 第 5 版. 本田佳子編. 東京, 医歯薬出版, 2023, 54-60.
3) 渡辺香緒里. "定期的な血液検査ができないときは, 栄養アセスメントはどうするの？". 栄養ケア・マネジメント Q & A40 ＋栄養強化おやつレシピ 27：高齢者の食事支援における管理栄養士・栄養士のアプローチ. ニュートリションケア 2019 年春季増刊. 田村佳奈美編. 大阪, メディカ出版, 2019, 70-2.
4) 秋下雅弘. "高齢者の心身の評価". ぜんぶわかる 高齢者のからだと病気. 東京, 成美堂出版, 2021, 38-47.
5) 特集：日本人の新身体計測基準値（JARD 2001）. 栄養：評価と治療. 19（suppl）, 2002, 1-82.
6) 髙﨑美幸. 身体計測のアセスメント. 前掲書 1）. 1142-7.

Q9 **高齢者で身長や体重が計測できないときはどうすればいいの？**

社会福祉法人妙心福祉会特別養護老人ホームブナの里管理栄養士　横山奈津代　よこやま・なつよ

point!

- 高齢者では立位の保持が困難な事例が多く身体計測に工夫が必要である。
- 工夫しても実測できない場合は予測式を使用する。
- 対象者の状況や、計測する環境などにあわせ使いやすいものを選択する。

高齢者では身体計測が困難な場合がある

　栄養アセスメントに欠かせない身体計測ですが、高齢者では、Q8（32 ページ）で紹介した方法での身体計測が困難であることが多くあります。本稿では、通常の方法での身体計測が困難な場合にどのような対応をとるかについて解説します。

身体計測の工夫

 身長

　立位がとれない、また立位がとれても短時間であるような場合は、身長計などを用いた方法は選択できません。その場合は以下の方法から選択するとよいでしょう。

●ベッド上でまっすぐな体位をとれる場合

　測定者 2 名で頭頂部から足底部の長さをメジャーで測ります。測定者が 1 名の場合は、頭頂部と足底部にあたる部分に印をつけ、その間の長さを測ることもできます。筆者の経験上、円背や拘縮、認知機能低下による失行などで体をまっすぐに保つことが困難な事例が多く、この計測方法の使用頻度

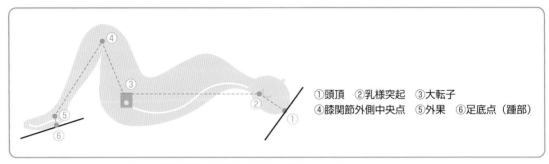

図1　石原式身長測定法における各計測点（文献1、2を参考に作成）

①頭頂　②乳様突起　③大転子
④膝関節外側中央点　⑤外果　⑥足底点（踵部）

は低いです。

●ベッド上でまっすぐな体位をとれない場合

　ベッド上でもまっすぐな体位をとれない高齢者は多いです。その場合は分割法を用いて計測します。分割法にはいくつかの方法がありますが、頭頂から図1[1,2]のように分割して計測しその和を算出します。円背が強い場合には湾曲した頂点の部分を経由し、その値を用いることもあります。測定時の対象者の体位は側臥位をとってもらうことが多いですが、拘縮が強い場合など安定した側臥位が困難な事例もあり、筆者は対象者が楽な体位をとってもらったうえで、前述の部位を測定しています。

体重

　支えなしで立位がとれない場合は、以下のような測定方法があります。

●車いす用体重計

　対象者に車いすに乗車してもらい、車いすごと計測します。計測値には車いすなど風袋の重さを含むため、計測後に風袋の重量を全体の計測値から減じて体重を算出します。車いす用体重計は測定台（対象者が乗る部分）が広いため、歩行補助具（杖や歩行器）を使えば立位可能な事例の体重測定にも応用できます。

●吊り下げ型体重計

　対象者にはハンモック状のストレッチャーに寝てもらい、ストレッチャーごと吊り下げて計測します。この方法でもストレッチャーを含む風袋重量の除去を行います[3]。

●抱きかかえて計測

　測定者（もしくは補助者）が対象者を抱きかかえて家庭用などの体重計に乗る方法です。測定者は2人で対象者を抱きかかえ、2台の体重計に乗り計測し、その後2人分の体重を減らします。この方法は、測定中の事故（転倒、転落など）リスクが高いこと、測定者の負担が大きく、体重計の最大計測限度の問題などもあり、選択しにくいというのが現状ではないかと考えます[2]。

●そのほか

　ベッドやストレッチャーに体重計がついているものもあります[3]。対象者の体重測定をどこで行う

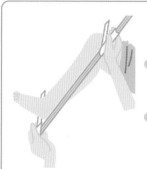

● 身長
男性：64.02＋(膝高×2.12)−(年齢×0.07)
女性：77.88＋(膝高×1.77)−(年齢×0.10)

● 体重
男性：(膝高×1.01)＋(AC×2.03)＋(TSF×0.46)＋(年齢×0.01)−49.37
女性：(膝高×1.24)＋(AC×1.21)＋(TSF×0.33)＋(年齢×0.07)−44.43

図2　膝高値（KH）の計測方法と宮澤らの予測式 (文献2を参考に作成)

か、その場で利用できる機材は何があるかを確認して、使いやすいものを選択してください。在宅の栄養ケアにおいては、対象者が利用している介護サービス事業所などで定期的に計測していることが多いため、情報共有するのもよいでしょう。

膝高値（knee height；KH）による予測式

　前述した方法の実施が困難である場合には、膝高計測器を用いて膝から踵までを計測し、その長さから予測値を算出することができます（図2）[2]。対象者に仰臥位をとってもらいます。膝関節と足関節を90°になるように曲げ、膝高計測器の固定ブレードを踵の下に、移動ブレードを膝にあたるように固定します。このとき計測器のシャフトが脛骨と平行になり、外踝を通る位置にあることを確認します。計測した値を予測式にあてはめ算出します。

＊　＊　＊

　身体計測が困難と思われる事例でも工夫して計測を行うことが可能です。それぞれの測定者が、対象者の状況や計測器などの環境なども含めて考慮し選択するのがよいでしょう。

引用・参考文献
1）　髙﨑美幸. 身体計測のアセスメント. 日本静脈経腸栄養学会雑誌. 32 (3), 2017, 1142-7.
2）　望月弘彦. 総論 身体計測の方法. 前掲書1). 1137-41.
3）　横山奈津代. "栄養アセスメントの実際：身体計測". 新臨床栄養学：栄養ケアマネジメント. 第5版. 本田佳子編. 東京, 医歯薬出版, 2023, 54-60.

Q10 血液検査ができないときは 何を指標にすればいいの？

社会福祉法人妙心福祉会特別養護老人ホームブナの里管理栄養士　横山奈津代 よこやま・なつよ

point!

> 高齢者の栄養ケアでは血液検査の情報を入手する機会は少ない。
>
> 血液検査結果がなくてもさまざまな項目が栄養評価に活用できる。
>
> 対象者を経時的に観察し変化をとらえ評価につなげる。
>
> 複数の評価方法を用いて総合的に栄養評価を行うことが望ましい。

栄養ケアに必要な客観的な情報が入手しづらいとき

　高齢者の栄養アセスメントを行う場合に、かならずしも血液検査結果が手に入るとは限りません。とくに介護施設に入居している場合や、在宅生活を行っている場合は血液検査などを行う機会が少なく、入院中の高齢者に比べて栄養ケアに必要な客観的な情報を入手することはむずかしいです。血液検査ができないときの栄養評価方法として身体計測があげられますが、本稿では身体計測以外の評価項目を中心に解説します。

血液検査結果以外の栄養評価

　血液検査以外のおもな栄養評価項目を表1 [1] に示します。そのほか、栄養評価の方法を以下に紹介します。

◤◤ GLIM 基準

　血液検査を必要としない栄養状態の評価方法として GLIM 基準があげられます（表2）[2, 3]。第1

表1　**おもなフィジカルアセスメントの項目**（文献1を参考に作成）

項目	内容
問診	患者背景、主訴、現病歴、既往歴、生活歴、家族歴、意識状態、精神状態、栄養状態、衰弱程度、身体機能の変化、コミュニケーション、衛生状態、社会的背景、バイタルサイン
視診	胸腹部の状態、呼吸状態、顔色、チアノーゼの有無
聴診	呼吸音、腸蠕動音

段階のスクリーニングではMUST（malnutrition universal screening tool）やSGA（subjective global assessment）、MNA®-SF（mini nutritional assessment short-form）などのなかから使いやすいものを選んで評価します。なお、ここにあげた3つのスクリーニング方法は血液検査結果を用いません[2]。第2段階では体重と筋肉量の減少度合いと体格指数（body mass index；BMI）について評価します。筋肉量は体構成成分を評価する専用の機器で確認することとなっていますが、使用できない場合は身体計測を行って筋肉量の評価を行います[2]。最後に第3段階で重症度を判定します。

栄養ケア・マネジメント

介護老人福祉施設などで行われている栄養ケア・マネジメントによる栄養評価（表3）[4]も、血液検査データを用いずに評価が可能です。項目に血液検査が必要な血清アルブミン値がありますが、検査を行っていない場合には除外してよいことになっています[4]。

サルコペニア・フレイルの評価

このほかに、サルコペニアやフレイルの評価項目（Q45、151ページ）についても栄養評価に応用できるのではないかと考え、筆者は活用しています。評価項目には歩行速度や握力などの具体的な計測値が基準としてあげられていますが、計測できないことも多く経験します。しかし、筋肉量の減少によって起こる身体機能や日常生活動作（activities of daily living；ADL）の低下は、対象者の「様子の変化」として現れてきます。低栄養が二次性サルコペニア・フレイルの原因となっている[2]ことや、除脂肪体重（lean body mass；LBM）の減少と窒素死（nitrogen death）の関係（図）[5]をみると、これらの変化が低栄養に起因している可能性があることは想像できるかと思います。

定期的に対象者に会う機会があれば、表1[1]の項目や身体計測値の変化に加え、歩き方（速度、姿勢、補助具の有無など）、坐位姿勢、疲労感や意欲の変化などにも注目し、総合的に評価を行うことが重要です。

＊　＊　＊

血液検査は客観的かつ正確な栄養評価に欠かせないものです。しかし、いつもそれが可能であるとは限りません。身体計測やフィジカルアセスメント、ADLの評価なども用いて総合的な栄養評価を行

表2　**GLIM 基準**（文献2を参考に作成）

【Ⅰ　スクリーニング（例 MUST）】

ステップ1	ステップ2	ステップ3
BMI スコア	体重減少率スコア	急性疾患の影響スコア
	過去3〜6ヵ月の 意図しない体重減少率	急性疾患などによる 5日以上の栄養不良
21 以上＝0 18.5〜20＝1 18.5 未満＝2	5％未満＝0 5〜10％＝1 11％以上＝2	なし＝0 あり＝1

ステップ4		
栄養不良リスクの診断		
ステップ1〜3のスコアを合計して栄養障害リスクを診断する		
スコア0：低リスク	スコア1：中程度リスク	スコア2以上：高リスク

ステップ5		
栄養管理法		
スコア0：低リスク ルーティンのケア	スコア1：中程度リスク 要観察	スコア2以上：高リスク 栄養介入

【Ⅱ　栄養評価（スクリーニングでリスクありの場合に実施）】

病因（1つ以上） ＊現在の背景要因。病因分類に役立てる。		現症（1つ以上） ＊現在起きている体型の変化。1つでもあてはまれば低栄養。		
食事摂取量減少 消化吸収能低下	疾患による負荷 炎症の関与	意図しない体重減少	低BMI （アジア）	筋肉量減少 （アジア）
食事摂取量≦ エネルギー必要量の 50％が1週間以上 or 食事摂取量の低下が 2週間以上継続 or 食物の消化吸収障害 （慢性的な消化器症状）	急性疾患や外傷による 炎症 or 慢性疾患による炎症	＞5％ 過去6ヵ月の間 or ＞10％ 過去6ヵ月以上	＜18.5 70歳未満 or ＜20 70歳以上	筋量減少 DXA、BIA などで 身体組成測定 or 身体計測 （上腕筋周囲、 下腿周囲長など）

病因分類			
＊なぜ低栄養に陥ったか。治療可能な病因ならその治療も重要。			
慢性疾患で 炎症を伴う低栄養	急性疾患または外傷による 高度の炎症を伴う低栄養	炎症なし 飢餓による低栄養 ＊経済的、環境的要因による食糧不足	炎症はわずか、または 認めない慢性疾患による低栄養

【Ⅲ　重症度判定（栄養評価で病因・現症どちらも1つ以上該当で実施）】

	体重減少	低BMI	筋肉量
ステージ1 中等度	5〜10％/6ヵ月 or 10〜20％/6ヵ月以上	18.5 未満（70歳未満） 20.2 未満（70歳以上）	軽度〜中程度減少
ステージ2 重度	10％以上/6ヵ月 or 20％以上/6ヵ月以上	17.0 未満（70歳未満） 17.8 未満（70歳以上）	重度減少

表3　栄養ケア・マネジメントにおける低栄養リスク判定基準（文献4より）

リスク分類	低リスク	中リスク	高リスク
BMI	18.5〜29.9	18.5未満	
体重減少率	変化なし（減少3%未満）	1ヵ月に3〜5%未満 3ヵ月に3〜7.5%未満 6ヵ月に3〜10%未満	1ヵ月に5%以上 3ヵ月に7.5%以上 6ヵ月に10%以上
血清アルブミン値	3.6g/dL以上	3.0〜3.5g/dL	3.0g/dL未満
食事摂取量	76〜100%	75%以下	
栄養補給法		経腸栄養法 経静脈栄養法	
褥瘡			褥瘡あり

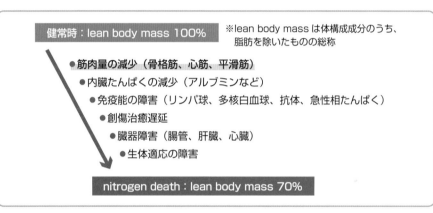

図　lean body mass の減少と nitrogen death（文献5を参考に作成）

い、対象者の状態にあわせた目標設定につなげてください。

引用・参考文献

1）矢野目英樹. "カルテを読むために必要なフィジカルアセスメントの知識". 栄養経営士テキスト5 多職種協働コミュニケーション：チーム医療を成功させるコミュニケーション：人と組織，そして地域をつなぐ連携の要. 秋山和宏監修. 東京，日本医療企画，2015，50-66.

2）秋下雅弘. ぜんぶわかる 高齢者のからだと病気. 東京，成美堂出版，2021，192p.

3）渡辺香緒里. "介護保険施設でも使いやすい栄養評価ツールはあるの？". 栄養ケア・マネジメントQ＆A40＋栄養強化おやつレシピ27：高齢者の食事支援における管理栄養士・栄養士のアプローチ. ニュートリションケア2019年春季増刊. 田村佳奈美編. 大阪，メディカ出版，2019，66-9.

4）厚生労働省. 栄養スクリーニング・アセスメント・モニタリング（施設）（様式例）.（https://www.mhlw.go.jp/file/06-Seisakujouhou-12300000-Roukenkyoku/0000199126.pdf，2024年2月閲覧）.

5）宮澤靖. "なぜ栄養管理は必要なのか？". 現場発！ 臨床栄養管理：すぐに使える経験知 知らないと怖い落とし穴. 名古屋，日総研出版，2010，25-8.

社会的・心理的状態は どのようにアセスメントすればいいの？

特定医療法人財団松圓会東葛クリニック病院医療技術部課長　**髙﨑美幸** たかさき・みゆき

- 社会的・心理的状態が好ましくないと、食事摂取、栄養状態に悪影響をおよぼす。
- 正常な加齢変化とそうでない部分について見きわめることがアセスメントの着目点である。
- アセスメントにより、対象者のおかれている問題状況をつくりだしているさまざまな要因を把握する。
- 高齢者の状態を短時間で複合的に聴取できるツールと対話からアセスメントを行う。
- 社会的・心理的状態のアセスメントを正しく行うためには、対象者とのラポール形成が必須である。

高齢者の心理的な特徴

　高齢者にとって、社会的および心理的な側面は非常に重要です。これらの状態は、高齢者の生活の質や幸福感に大きな影響を与えます。社会的状態とは、友人や家族との交流、地域の活動やボランティア活動への参加などが該当します。高齢者の心理的な特徴には、大きく分けて「精神機能」と「知的能力」があります。

　精神機能の老化は個人差が大きく、記憶に関しては記銘力（新しいことを覚える能力）低下がみられます。また、短期記憶の機能低下や想起力（以前の出来事を思い出す能力）の低下も生じます。これらに加え、注意力や集中力を保持することがむずかしくなります。

　知的能力の面では、計算や記銘といった単純作業や知的作業の能力が低下します。しかし言語的理解能力のような、経験や知識に結びつけて判断する能力は、比較的高齢まで維持されます。感情面や人格面では、年齢を重ねるとともに頑固になり、人に対して厳しくなるとともに、疑いの感情を抱き

やすくなるといわれています。さらに、死に対する不安から、自分自身の健康状態への関心が異常に高まることもあります。これらの心理的な能力を維持するためには、ストレス管理、認知機能のトレーニング、趣味や興味をもつことなどが役立ちます[1]。

社会的・心理的状態のアセスメント

社会的・心理的側面が、好ましくない状態で過ごす場合、やりがい・生きがいが満たされず、お腹が空かない、食欲がないからはじまり、体重減少、フレイル、低栄養、サルコペニアと栄養ケアにも大きな影響を与えます。社会活動性が高いことが高齢者の日常生活動作（activities of daily living；ADL）の維持や生命予後に好影響をもたらすことがわかってきており、心身機能と社会活動性は相互作用の関係にあります[2]。高齢者の健康と幸福を支えるためには、直接食事・栄養と関係ないと思われる社会的・心理的側面からのアプローチがとても重要になります。

高齢者の社会的・心理的状態をアセスメントする際に、加齢に伴う身体的・精神的変化は、自然なことであるとして事実を受け止めることが重要です。つまり、正常な加齢変化とそうでない部分について見きわめることがアセスメントの着目点になります[3]。

本人、家族との対話から、生活課題を総合的に把握し、高齢者の社会的・心理的問題をあぶりだしていくためには、国際生活機能分類（International Classification of Functioning, Disability and Health；ICF）が有効です。ICF モデルでは、①何を行っているのかを明らかにする、②ニーズ（対象者のおかれている問題状況をつくりだしているさまざまな要因）を把握する、③援助の方向性や目標を把握する、④自立支援の可能性を探ることをアセスメントの目的としています。

さまざまなアセスメントツールがありますが、残念ながら今のところゴールドスタンダードといえるものはありません。フレイル健診に用いられる「後期高齢者の質問票」[4]、もしくは「イレブン・チェック」[5]、認知症で使用する「DASC®-21」[6] などは、短時間で複合的に聴取でき、栄養ケアにもつなげやすいと思います。必要な情報が収集できたら、社会的・心理的状態が影響している場合は、栄養診断から目標設定、実際の栄養介入につなげていきます。

心理的安全性の担保が重要

最後に、心理的安全性の担保されていない状態では、正しい情報をひきだすことはむずかしいです。社会的・心理的状態のアセスメントを正しく行うためには、真の問題にたどりつく必要があり、対象者とのラポール形成が必須です。高齢者であっても認知症をもっていても、相手を肯定し尊重する姿勢で接することを忘れないでください。管理栄養士と会うことで、その人の気持ちが前向きになってうれしいと感じてもらえるようにがんばりましょう。

引用・参考文献

1) 長寿科学振興財団. "高齢者の心理的特徴". 健康長寿ネット. (https://www.tyojyu.or.jp/net/kenkou-tyoju/rouka/sinriteki-tokuchou.html, 2024年2月閲覧).
2) 藤田幸司ほか. 地域在宅高齢者の外出頻度別にみた身体・心理・社会的特徴. 日本公衆衛生雑誌. 51 (3), 2004, 168-80.
3) 植田章. アルツハイマーや他の認知症を伴う高齢知的障害者のアセスメントの指針. 社会福祉学部論集. 2, 2006, 1-14.
4) 厚生労働省. 後期高齢者の質問票の解説と留意事項. (https://www.mhlw.go.jp/content/000605506.pdf, 2024年2月閲覧).
5) 東京大学高齢社会総合研究機構. やってみようフレイルチェック：イレブン・チェック. (https://www.tokyo.med.or.jp/wp-content/uploads/citizen/application/pdf/finger-ring-test.pdf, 2024年2月閲覧).
6) 粟田主一. 地方独立行政法人東京都健康長寿医療センター研究所・自立促進と介護予防研究チーム（認知症・うつの予防と介入の促進）. 地域包括ケアシステムにおける認知症アセスメントシート（DASC-21）. (https://take-mental.com/pdf/monshin_dasc21.pdf, 2024年2月閲覧).

高齢者の栄養アセスメント

高齢者に必要な栄養素摂取量は どのように決めるの？

特定医療法人財団松圓会東葛クリニック病院医療技術部課長　髙﨑美幸 たかさき・みゆき

point!

高齢者に必要な栄養素摂取量を算出する際は、フレイルとそれに関連するサルコペニアの予防および認知症並びに認知機能障害の予防に対する栄養素を考慮する。

高齢者では、炭水化物、脂質、たんぱく質のバランスが偏りやすい。

「主たる栄養素量」「疾患などを考慮したPFC比率」「特定の栄養素」の順で必要栄養素摂取量を決定する。

総エネルギー摂取量の目安は、年齢を考慮に入れた「目標体重」と「身体活動レベルと病態によるエネルギー係数」から算出する。

たんぱく質量は1.0g/kg/日を基準にして、増減の調整を行う。

フレイル・サルコペニアの予防と認知症・認知機能障害の予防

　高齢者の栄養素摂取量を考えるうえで、まず押さえておきたいのは、「日本人の食事摂取基準（2020年版）」です。高齢者の対象特性として、フレイルとそれに関連するサルコペニアの予防および認知症並びに認知機能障害の予防と栄養素などとの関連が記載されており、必要な栄養素摂取量算出時に考慮します。「日本人の食事摂取基準（2020年版）」の75歳以上の基準を示します（表1、2）[1]。

　必要な栄養素摂取量を決める際には、まず主たる栄養素量（①全体のエネルギー投与量、②たんぱく質量、③水分量）を決めます。次に疾患などを考慮して、PFC比率を考え、3大栄養素（脂質、炭水化物、たんぱく質）の配分を決定した後、特定の栄養素（ビタミン、ミネラル、電解質、微量元素、食物繊維、オリゴ糖、免疫賦活の栄養素、機能性の栄養成分など）の調整を行います。本稿では、3

表1　高齢者（75歳以上）の推定エネルギー必要量（文献1より引用）

	男性			女性		
身体活動レベル	Ⅰ	Ⅱ	Ⅲ	Ⅰ	Ⅱ	Ⅲ
エネルギー（kcal/日）	1,800	2,100	−	1,400	1,650	−

レベルⅡは自立している者、レベルⅠは自宅にいてほとんど外出しない者に相当する。レベルⅠは高齢者施設で自立に近い状態で過ごしている者にも適用できる値である。

大栄養素まででとどめます。

高齢者の必要エネルギー量および栄養量の考え方

必要エネルギーの求め方

エネルギー必要量は、基礎代謝、活動状態、ストレスの程度などにより変化します。また、糖尿病、慢性腎臓病、肝疾患などの疾患がある対象者に対しては、各ガイドラインを優先してエネルギー量の設定を行います。総エネルギー摂取量の目安は、年齢を考慮に入れた「目標体重」と「身体活動レベルと病態によるエネルギー係数」から算出します。代表的な計算式は以下の2点です。

● **簡易法**：25〜30kcal/kg/日

● **Longの式**：必要エネルギー量 = BEE（Harris-Benedict〔ハリス　ベネディクト〕の式で算出した基礎エネルギー量）× 活動係数×ストレス係数

※Harris-Benedictの式は高齢者では過大評価される可能性があるので、モニタリング時は要注意[2]。

高齢者の総エネルギー摂取量に関しては、「高齢者糖尿病診療ガイドライン2023」[3]の記述が参考になります。糖尿病患者に限らず、高齢者においては「目標体重」を一律に定めるのではなく、現体重に基づき、年齢や臓器障害など、患者の属性や代謝状態を評価しつつ、目標となる体重を段階的に再設定するなど柔軟に対応することが望ましいです。

必要たんぱく質の求め方

たんぱく質量は1.0g/kg/日を基準にして、年齢や疾患、外傷など体たんぱく質の合成低下や異化亢進の程度により増減の調整を行います[4]。

● **たんぱく質の必要量増加**：外傷、手術、褥瘡、炎症性腸疾患、熱傷、肝疾患（肝性脳症を除く）、サルコペニアなど。

● **たんぱく質制限**：急性腎不全、保存期腎不全、肝性脳症など。

必要炭水化物の求め方

炭水化物、とくに糖質は、エネルギー源として重要な役割を担っていますが、通常の食事ではとり

表2　高齢者（75歳以上）の食事摂取基準（文献1より引用）

栄養素		男性					女性				
		推定平均必要量	推奨量	目安量	耐容上限量	目標量	推定平均必要量	推奨量	目安量	耐容上限量	目標量
たんぱく質（g/日）[1]		50	60	−	−	−	40	50	−	−	−
（%エネルギー）		−	−	−	−	15〜20[2]	−	−	−	−	15〜20[2]
脂質	脂質（%エネルギー）	−	−	−	−	20〜30[2]	−	−	−	−	20〜30[2]
	飽和脂肪酸（%エネルギー）	−	−	−	−	7以下[2]	−	−	−	−	7以下[2]
	n-6系脂肪酸（g/日）	−	−	8	−	−	−	−	7	−	−
	n-3系脂肪酸（g/日）	−	−	2.1	−	−	−	−	1.8	−	−
炭水化物	炭水化物（%エネルギー）	−	−	−	−	50〜65[2]	−	−	−	−	50〜65[2]
	食物繊維（g/日）	−	−	−	−	20以上	−	−	−	−	17以上
ビタミン	脂溶性 ビタミンA（μgRAE/日）[3]	550	800	−	2,700	−	450	650	−	2,700	−
	ビタミンD（μg/日）	−	−	8.5	100	−	−	−	8.5	100	−
	ビタミンE（mg/日）[4]	−	−	6.5	750	−	−	−	6.5	650	−
	ビタミンK（μg/日）	−	−	150	−	−	−	−	150	−	−
	水溶性 ビタミンB1（mg/日）	1.0	1.2	−	−	−	0.8	0.9	−	−	−
	ビタミンB2（mg/日）	1.1	1.3	−	−	−	0.9	1.0	−	−	−
	ナイアシン（mgNE/日）[5]	11	13	−	300（75）	−	9	10	−	250（60）	−
	ビタミンB6（mg/日）	1.1	1.4	−	50	−	1.0	1.1	−	40	−
	ビタミンB12（μg/日）	2.0	2.4	−	−	−	2.0	2.4	−	−	−
	葉酸（μg/日）	200	240	−	900	−	200	240	−	900	−
	パントテン酸（mg/日）	−	−	6	−	−	−	−	5	−	−
	ビオチン（μg/日）	−	−	50	−	−	−	−	50	−	−
	ビタミンC（mg/日）	80	100	−	−	−	80	100	−	−	−
ミネラル	多量 ナトリウム（mg/日）	600	−	−	−	−	600	−	−	−	−
	（食塩相当量）（g/日）	1.5	−	−	−	7.5未満	1.5	−	−	−	6.5未満
	カリウム（mg/日）	−	−	2,500	−	3,000以上	−	−	2,000	−	2,600以上
	カルシウム（mg/日）	600	700	−	2,500	−	500	600	−	2,500	−
	マグネシウム（mg/日）[6]	270	320	−	−	−	220	260	−	−	−
	リン（mg/日）	−	−	1,000	3,000	−	−	−	800	3,000	−
	微量 鉄（mg/日）	6.0	7.0	−	50	−	5.0	6.0	−	40	−
	亜鉛（mg/日）	9	10	−	40	−	6	8	−	30	−
	銅（mg/日）	0.7	0.8	−	7	−	0.6	0.7	−	7	−
	マンガン（mg/日）	−	−	4.0	11	−	−	−	3.5	11	−
	ヨウ素（μg/日）	95	130	−	3,000	−	95	130	−	3,000	−
	セレン（μg/日）	25	30	−	400	−	20	25	−	350	−
	クロム（μg/日）	−	−	10	500	−	−	−	10	500	−
	モリブデン（μg/日）	20	25	−	600	−	20	25	−	500	−

[1] 65歳以上の高齢者について、フレイル予防を目的とした量を定めることはむずかしいが、身長・体重が参照体位に比べて小さい者や、とくに75歳以上であって加齢に伴い身体活動量が大きく低下した者など、必要エネルギー摂取量が低い者では、下限が推奨量を下回る場合がありうる。この場合でも、下限は推奨量以上とすることが望ましい。
[2] 範囲に関しては、おおむねの値を示したものであり、弾力的に運用すること。
[3] 推定平均必要量、推奨量はプロビタミンAカロテノイドを含む。耐容上限量は、プロビタミンAカロテノイドを含まない。
[4] α-トコフェロールについて算定した。α-トコフェロール以外のビタミンEは含んでいない。
[5] 耐容上限量は、ニコチンアミドの重量（mg/日）、（　　　）内はニコチン酸の重量（mg/日）。
[6] 通常の食品以外からの摂取量の耐容上限量は、成人の場合350mg/日とした。通常の食品からの摂取の場合、耐容上限量は設定しない。

すぎてしまうことが多く、過剰摂取を起こさないよう 5 ～ 7g/kg/ 日が目安とされています[4]。極端な糖質制限をしている場合は、ケトーシス防止や体たんぱく異化抑制のため、最低でも 100g/ 日以上は投与するようにします。

＊　＊　＊

　高齢者の場合、炭水化物、脂質、たんぱく質のバランスが偏りやすいため、個々の食事傾向を慎重にアセスメントし、介入時の栄養量提案に適切に反映させることが、栄養改善の成功への近道となります。

引用・参考文献
1）　厚生労働省.「日本人の食事摂取基準（2020 年版）」策定検討会報告書.（https://www.mhlw.go.jp/stf/newpage_08517.html, 2024 年 2 月閲覧）.
2）　井上善文. 必要エネルギー量の算定：ストレス係数・活動係数は考慮すべきか？ 静脈経腸栄養. 25 （2）, 2010, 573-9.
3）　日本老年医学会・日本糖尿病学会編. "高齢者糖尿病の食事療法：エネルギー摂取の指示量". 高齢者糖尿病診療ガイドライン 2023. 東京, 南江堂, 2023, 108-9.
4）　日本静脈経腸栄養学会編. "成人の病態別栄養管理：高齢者". 静脈経腸栄養ガイドライン. 第 3 版. 東京, 照林社, 2013, 385-92.

Q 13 高齢者に必要な水分量はどのように決めるの？

特定医療法人財団松圓会東葛クリニック病院医療技術部課長　**髙﨑美幸** たかさき・みゆき

point!

- 加齢により体内の水分割合の低下がみられ、高齢者では体重の約50%に減少する（潜在的脱水状態）。
- 必要水分量（mL）の求め方は「尿量（mL）＋ 不感蒸泄（体重 × 15mL）＋ 便（100 〜 200g）− 代謝水（体重 × 5mL）」の算出式がある。
- 実臨床における必要水分量（mL）の求め方として、簡易式「年齢別必要量（mL）× 実測体重（kg）」を用いるのが簡便である。

体外へ出る水と体内に入る水のバランスを一定にする

　水は生命や健康を維持するうえで欠かせない物質であり、人の体を構成するなかで最大の構成要素です。健常成人では体重の約60%が水分ですが、高齢者は加齢による身体組成の変化や身体機能の低下、慢性疾患、障害などによって、70歳代で体重の約50%に減少します[1]。必要水分量を考える際には、ホメオスタシス（恒常性）の安定（維持）のために、体から出ていく水と体に入ってくる水のバランスを一定にすることが基本になります。

　体から出ていく水でもっとも多いのは尿です。1日の尿量は、約1,000 〜 1,500mLで、体重1kgあたり1時間につき1mLという計算です。体重（kg）× 24時間で計算すると、1日のおおよその尿量がわかります。

●**体重50kgの人の尿量**：50（kg）× 24（時間）＝ 1,200mL

　そのほか、不感蒸泄（体重kg × 15mL）や便とともに排泄され失われる水（100 〜 200mL）を加えたものが、1日に出ていく水分になります。

●簡易計算式

必要水分量（mL/日）＝ 年齢別必要量（mL）× 実測体重（kg）

●年齢別必要水分量

一般成人（22〜54歳）	35mL/kg/日
55〜64歳	30mL/kg/日
65歳以上	25mL/kg/日

図　**必要水分量の簡易計算式**（文献2、3を参考に作成）

　入ってくる水分は、いちばん多い飲料に加え、食物に入っている水分（1,000mL前後）、代謝水（体重kg × 5mL）でおおむね計算できます。

　通常時はin-outのバランスが等しくなるように、自然に尿量や飲水量で調節されています。栄養管理を行ううえでは「必要水分量 ＝ 尿量 ＋ 不感蒸泄 ＋ 便 － 代謝水」で日々考えることになりますが、実臨床では、年齢を考慮（加齢に伴い体内の水分量が減少するため）した簡易計算式を用いることが現実的です。「年齢別必要量（mL）× 実測体重（kg）」で必要水分量（mL/日）を計算できます（図）[2, 3]。

　水分量調整の必要な状態として、熱中症、脱水症などの治療、脱水や脳梗塞の予防、浮腫の改善などが考えられます。これらの場合は、意図的にin-outのバランスを変えていきます。

飲水量は飲むタイミングと1回量の確認を

　夜間頻尿[4]による夜間中途覚醒が、日中の眠気、不眠や活動性低下を起こしている高齢者が多くいます。近年、高齢者の水分補給を推奨する情報が多く、過度に摂取している場合もみられます。また、水といえば忘れてはいけないのが食塩（塩分）です。過剰な食塩摂取とそれに伴う過剰な水分摂取は、下腿浮腫を生じ、夜間頻尿の原因の一つとなって、高齢者の生活の質（quality of life；QOL）を著しく損ないます。逆に夜間にトイレに起きたくないという理由で過度に水分を控えている人もいます。

　高齢になると、のどの渇きを感じる視床下部にある「口渇中枢」の感受性が低下するので、のどの渇きを感じる前に頻回に補給することが効果的といわれます。水分摂取量のアセスメントでは、1日のトータルの飲水量だけでなく、飲むタイミングと1回量も確認するようにしましょう。

算出式で求めた値はあくまでも目安

　今回、高齢者に必要な水分量をどのように決めるかで、筆者がもっとも伝えたいのは、この算出式で一律に決めてしまうことは避けてほしいということです。目安として求めることは必要です。しかし、1日水分摂取量は一律に決めるのではありません。体重および健康状態にあわせて計算し、1日排尿量にあわせて随時調整し、高齢者の嗜好や生活習慣、飲みやすさなどきめこまかなマネジメントを行ってこその栄養管理だと思います。

引用・参考文献
1）　阿部詠子. 高齢者の水代謝と排泄：体内水分量の変化における加齢の影響およびナトリウム過剰摂取による夜間頻尿への影響. 日本生理人類学会誌. 27（3），2022，97-102.
2）　奈良県歯科医師会. 水分補給.（https://www.nashikai.or.jp/hm/koushin/2017/mes_201703.pdf, 2024年2月閲覧）.
3）　明治. 経腸栄養の基礎シリーズ：投与エネルギー・水分量をどう決める？ 宮澤靖監修.（https://www.meiji.co.jp/meiji-nutrition-info/pdf/science/enteral/basic01.pdf, 2024年2月閲覧）.
4）　日本排尿機能学会ほか編. 夜間頻尿診療ガイドライン. 第2版. 東京, リッチヒルメディカル, 2020, 183p.

第2章　高齢者の栄養アセスメント

MEMO

第3章

高齢者の
摂食嚥下障害と
口腔ケア

Q14 どのようなときに摂食嚥下障害を疑うの？

医療法人渓仁会札幌西円山病院診療技術部栄養部管理栄養士 **阿部沙耶香** あべ・さやか

医療法人渓仁会札幌西円山病院歯科医長 **藤本篤士** ふじもと・あつし

嚥下運動は食塊の位置により「口腔期」「咽頭期」「食道期」の3期に、摂食嚥下運動は「先行期」「準備期」を含む5期に分けると理解しやすい。

摂食嚥下障害とは5期の動作のいずれかが、もしくは複合的に障害されることである。

食事時にむせる、飲み込めない（口のなかにたまる）など、日常生活では活動性が低下する、体重が減少する、発熱するなどが代表的な摂食嚥下障害を疑う所見である。

摂食嚥下運動と観察ポイント

　摂食嚥下運動とは目の前にある食物を認識し、口に取り込み、咀嚼して食塊を形成し、飲み込み、口腔から咽頭と食道を経て胃へ送り込む運動です。この一連の機能に何かしらの異常が起こることが摂食嚥下障害です（表1）。嚥下障害＝誤嚥ではありません。

　嚥下運動は食塊の位置により「口腔期」「咽頭期」「食道期」の3期に分けられます。それらに加え、食物の認知や食べるか食べないかなどを決定する「先行期」、捕食して食塊を形成する「準備期」を含めて、全体で5期に分けられます。

　食事中と日常生活の観察ポイントをもとに、できれば多職種で摂食嚥下に関する問題点などを検討することが望まれます（表2）。しかし、自施設での対応がむずかしい場合は、訪問歯科診療や他院の医療資源を利用するなど地域連携が必要となります。

表1　各期の摂食嚥下障害の原因（おもな症状）

先行期	・認知症、覚醒不良（拒否、誤嚥） ・姿勢不良：頭位、体幹、足底（誤嚥）	口腔期	・送り込み不足（口蓋や舌背部への残留） ・鼻咽腔封鎖不全（鼻からの食渣の漏出）
準備期	・捕食障害（食べこぼし） ・咀嚼障害（口腔前庭部の残留）	咽頭期	・咽頭収縮不足（遅れたむせ） ・喉頭閉塞不良（嚥下運動直後のむせ） ・食道入口部開大不全（誤嚥）
		食道期	・逆流（呑酸、発熱、激しいむせ）

表2　摂食嚥下障害のチェック項目

食事に関するチェック項目	日常に関するチェック項目
・食事中によくむせる、咳がでる ・飲食物をかめない、かまない、飲み込めない ・飲み込んでも食物が口に残る、口にため込む ・飲食物が口からこぼれる、食べこぼす ・のどに残る感じがする ・食後に声がかれたり、ガラガラ声になる ・食事に時間がかかる ・食べるペースが速い ・かたいもの、やわらかいものの好みが変わる、残す	・義歯は合っているか ・食欲低下 ・活動性の低下 ・発熱や炎症反応がでる（CRP、白血球数の上昇など） ・痰や流涎が多い ・体重減少（栄養不良）

摂食嚥下障害が疑われる代表的な症状と対応策[1]

先行期

　食物を認知して摂食するかどうかを決定する期です。この期は認知機能や覚醒レベル、感覚機能などによって制御されています。先行期障害のもっとも多い原因は認知障害です。一般的に、「認知症高齢者の日常生活自立度」がⅢa以下になると、食物認識が低下して摂食という行動が起こらなかったり、行動が途中で止まってしまったり、食物以外のものを食べようとしたりします。意識レベルでは、ジャパン・コーマ・スケール（JCS）Ⅱ-20以下では食物認識が困難とされています[2]。また、食べる姿勢も大切です。頭部や体幹が傾いていないか、足底がしっかりと床面についているかなどをチェックしましょう。

準備期

　食物を捕食して咀嚼することにより、唾液と混合して飲み込みやすい食塊にまとめる期です。準備期の障害としては、口のなかに飲食物を取り込めない、飲食物が口からこぼれるといった捕食障害や、食物を十分にかめない、唇や頬の動きが悪くて口腔前庭部に食塊が残留するなどがあります。義歯不適合といった歯科的な問題も大きな咀嚼障害の原因となるため、歯科と情報共有をするようにしまし

ょう。

口腔期

嚥下が開始されて食塊を口腔（舌背上）から咽頭へと送り込む期です。舌の力が低下すると送り込み不足となり口蓋や舌背部など口の内側に食塊が残留します。また、舌の奥側や軟口蓋の動きが悪くなり鼻咽腔の封鎖不全がみられると、鼻の穴から水や食塊が出てきてしまいます。このような症状がみられるときはすぐに歯科に相談しましょう。

咽頭期

舌の圧力や嚥下圧を利用して食塊が口腔から食道に向かっているときに、咽頭部を通過しているわずか0.5秒以下が咽頭期です。食道へ送り込むための咽頭部の収縮力が不足すると、嚥下運動後にも食塊が咽頭部に残留して時間が経ってからむせることもあります。また、喉頭閉塞不良では嚥下運動直後のむせがみられます。食道入口部の開大不全があると食塊が食道入口部に詰まり、誤嚥や窒息の原因になります。

食道期

食道に入った食塊が食道蠕動で胃に向かって移送されているときが食道期です。逆流があると食後に口のなかが酸っぱい感じを訴えたり、酸っぱいにおいがしたり、逆流した胃酸を誤嚥して激しいむせなどが起こります。食後はすぐに真横に寝かせないことが基本的対応の一つですが、できればすぐに内科医に相談したほうがよいでしょう。

患者の病期にあわせた対応を

摂食嚥下障害を有する患者の対応で重要なポイントとなるのは、対象患者の病期と予後です。急性期および回復期に生じる摂食嚥下障害は原疾患に起因した場合が多く、リハビリテーション的要素が強いです。慢性期に生じる摂食嚥下障害の多くは、患者の抱える複数の疾患が複雑に絡み合い、さらにその後遺症や加齢などの要因によることが少なくなく、対応は多岐にわたります[3]。いずれも摂食嚥下障害ケアをする際には、摂食嚥下障害とひとくくりにせず、病因病期における各職種の役割と効果的なアプローチ方法について多職種で検討することが望ましいと考えます。

引用・参考文献
1) 松尾浩一郎ほか．"摂食嚥下のモデル"．摂食嚥下リハビリテーション．第3版．出江紳一ほか編．才藤栄一ほか監修．東京，医歯薬出版，2016，96-105.
2) 藤原葉子ほか．急性期病院における嚥下障害患者の意識レベルと経口摂取確立の成否との関係．日本摂食嚥下リハビリテーション学会雑誌．19（2），2015，117-26.
3) 藤島一郎．"リハビリテーションの考え方と治療"．嚥下障害ポケットマニュアル．第4版．聖隷嚥下チームほか編．東京，医歯薬出版，2018，67-80.

Q15 誤嚥性肺炎はなぜ起こるの？ 予防はどうすればいいの？

社会医療法人社団愛心館愛心メモリアル病院食事部栄養課管理栄養士　**小嶋早織** こじま・さおり

医療法人渓仁会札幌西円山病院歯科医長　**藤本篤士** ふじもと・あつし

point!

- 誤嚥性肺炎の発症には数多くの要因が絡み合っており、単に誤嚥のみが問題となるわけではない。

- 予防には口腔ケア、食事・栄養管理、ポジショニングなど多職種でかかわることが必要である。

- 医療従事者は第一に、原因がどこにあるかを検討することが求められ、知識や技術が必要不可欠である。院内に不足している部分は地域連携によって補うことも重要である。

誤嚥性肺炎は数多くの要因が絡み合って発症する

　誤嚥性肺炎は「口腔状態」「嚥下状態」「活動量低下」など身体の問題、「低栄養」「サルコペニア」など栄養の問題、「嚥下障害を来す疾病」など、数多くの要因が絡み合って発症すると考えられています。また、単に食物や唾液を誤嚥したから発症するわけではなく、一緒に誤嚥した細菌が主原因となります。

　患者側の問題だけではなく、ケアする側の知識不足や誤った方法での食事介助も原因となり得るため、正しい知識を身につける必要があります。

誤嚥性肺炎の原因

◤◥ 口腔の状態

　口腔内の細菌は通常は唾液と一緒に胃へ運ばれ胃酸で死滅しますが、誤嚥により気管から気管支、

肺へと流入してしまうと、発熱や肺炎のリスクとなります。

　口腔内細菌を減らすためには、歯の表面だけではなく口腔粘膜表面を清掃することが重要で、これには唾液分泌と口腔運動による自浄作用が大きな役割を担っています。疾患や加齢、薬の副作用、寝たきり、絶食管理などによる唾液分泌量低下があれば、口腔内細菌が増殖しやすいことが容易に想像できます。

摂食嚥下機能

　人は食物を口に入れて飲み込む際に、5つのステージ（先行期、準備期、口腔期、咽頭期、食道期）を経なければなりません。それぞれの期に起こり得る機能障害が複合的に組み合わさり摂食嚥下障害を来します。誤嚥の頻度が多くなると誤嚥性肺炎のリスクは上がります。

栄養状態

　栄養状態が低下し体力、免疫力が落ちてしまうと、誤嚥した際に肺炎を発症するリスクが高くなります。しかし、誤嚥性肺炎患者は絶食管理で必要な栄養量が確保されていない場合も多く、負のスパイラルに陥ることがあるので注意が必要です。

誤嚥性肺炎の予防

口腔ケア

　口腔ケアには口腔内の細菌数を減らし清潔に保つことと、口腔の機能を維持する2つの意味があります。細菌数を減らすためには、歯磨き、粘膜清掃、舌のブラッシング、うがいなどによる排出、保湿を患者の状況にあわせて行う必要があります。機能維持のための方法として「パタカラ体操」などの嚥下体操があります。さらに、話したり笑ったりすることも自浄作用を利用した自然にできるケアの一つです。

適切な食形態での提供

　同じ学会分類（日本摂食嚥下リハビリテーション学会嚥下調整食分類2021）の嚥下調整食品であっても、患者によって食べやすいものは異なることを現場ではよく経験します。嚥下評価をしたうえで、適切な形態で食べきれる量の調整をすることが管理栄養士に求められていると感じます。さらに、その日によって調理にばらつきが出ないよう（たとえば粥のかたさ）、調理担当者との連携も重要です。

栄養管理

　誤嚥性肺炎では全身の炎症を伴うため、エネルギー需要が高まります。必要なエネルギー量を無理のない時間でとれるような工夫が必要です。とくにとろみあんかけのような食形態では重量が多くなってしまうので、全体量を減らしつつも栄養がとれるように栄養補助食品やたんぱく質パウダーなどの活用も重要です。

食物や唾液を飲み込む際に、その患者にとって安全な姿勢をとることが重要です。また、食事時以外にも唾液や分泌物を嚥下していることを忘れないようにしましょう。

「なぜこの患者は誤嚥性肺炎を発症したのだろうか？」を考える

誤嚥性肺炎と聞くと、とりあえず絶食管理、とりあえず嚥下訓練といった方向にいきがちですが、「なぜこの患者は誤嚥性肺炎を発症したのだろうか？」をつねに意識することが重要です。原因が多岐にわたるからこそ、問題はどこにあるかを多職種で検討することが必要です。

当院では、医療従事者の知識や意識の擦り合わせを行うために講習会を随時開催していますが、ケア提供者による知識や技術の差を埋めることのむずかしさを感じています。さらに、言語聴覚士が在籍していないため、対応に困る症例もあります。そのようなときには地域の摂食嚥下勉強会に参加して疑問を解消する、他院の歯科医師や言語聴覚士に嚥下機能評価や口腔ケアなどの専門的介入を依頼するなど、院内で不足している部分を地域連携によって補い、原因の追求や適切な対応ができるように努力しています。

引用・参考文献
1) 武井典子ほか. "口腔環境". 治せる？ 治せない？ 摂食嚥下障害への視点と対応：まだまだあるぞ！ できること. 藤本篤士ほか編. 東京, 医歯薬出版, 2022, 36-41.
2) 前田圭介. "誤嚥性肺炎の基礎知識：誤嚥性肺炎の発症にはさまざまな要因が関与する". 誤嚥性肺炎の予防とケア：7つの多面的アプローチをはじめよう. 東京, 医学書院, 2017, 4-5.
3) 前田圭介. "誤嚥性肺炎の基礎知識：誤嚥性肺炎の発症にかかわる要因, さらに詳しく". 前掲書2), 6-7.
4) 前田圭介. "3つの柱 (1)口腔ケア：口腔ケアは口腔保清と機能的口腔ケアからなる". 前掲書2), 14-5.
5) 前田圭介. "3つの柱 (1)口腔ケア：口腔保清". 前掲書2), 24-5.

第3章 高齢者の摂食嚥下障害と口腔ケア

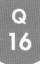 Q16 義歯が合わない、歯がないときはどうするの？ 食事はどうするの？

医療法人メディカルフォース フォース歯科歯科医師　**大西達也** おおにし・たつや

医療法人渓仁会札幌西円山病院歯科医長　**藤本篤士** ふじもと・あつし

 point!

● 8020運動（80歳で20本以上の歯を保とう）が推進され、達成者は5割を超えたが、要介護高齢者は6割で歯科治療や口腔健康管理が必要である。

● ミールラウンドを患者や多職種と協働して行い、口腔の問題を院内、地域の歯科治療へつなげる取り組みが必要である。

● 咀嚼能力が低下している場合、異なる性質の食材を調理するときは食形態の均質性に考慮し、低栄養にならないように工夫する。

ミールラウンドから歯科治療へつなげよう

わが国では、8020運動（80歳で20本以上の歯を保とう）が推進され、達成者は51.6％と80歳の約半数の高齢者が20本以上の歯を有する時代となりました[1]。一方、歯科治療や口腔健康管理が必要である要介護高齢者は64.3％存在しますが[2]、実際に歯科治療へつながる割合は2.4％であり[2]、多職種で口腔の問題をみつけ、歯科治療へつなげる取り組みが求められています。

義歯が合わないとき、歯がないときはどうする？

▶▶ 義歯の対応

ミールラウンドのときに歯が折れていないか、義歯が安定しているか、食事時間の延長がないかなど患者本人や介護者と対話しながらよく観察し、担当医師や看護師などの他職種と口腔の問題をチームで共有しましょう。多職種で患者の口腔の問題を把握できるOHAT（Oral Health Assessment

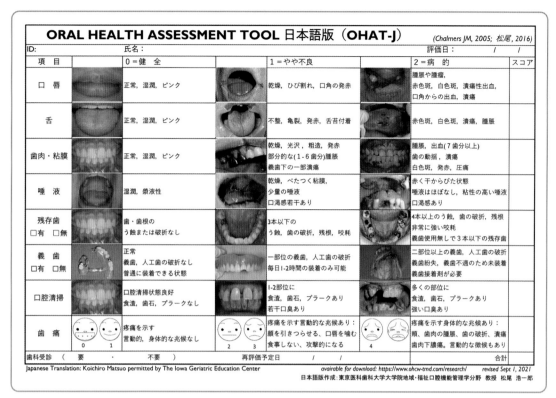

図1 OHAT-J（Oral Health Assessment Tool 日本語版）（文献3〜5より）

Tool、図1）[3〜5] などを活用し、他職種と情報共有しやすい環境をととのえることも大切です。

　病院に歯科がある場合は口腔の問題にすぐに対応できますが、歯科を標榜する病院が少ないのが現状であり、そのため地域の歯科医療機関からの歯科訪問診療の対応が必要となります。入院患者の場合、病院の地域連携室、ソーシャルワーカーから地域の歯科医療機関の歯科訪問診療につながるようにしましょう。また在宅移行の場合、口腔の問題を介護支援専門員へ伝えることで、退院後のシームレスな歯科治療が可能となります[6]。歯科訪問診療による義歯修理の一例を図2に示します。

■■ 食形態の工夫

　認知症や中長期の義歯不使用などにより義歯装着困難な場合には、義歯を装着せずに食べられる口腔内環境整備、食形態の調整と食事介助が必要な場合もあります[7]。咀嚼能力が低下している場合、かたいものとやわらかいものが一緒に口腔内に入ると、かたいものの咀嚼が不十分になるので、異なる性質の食材を調理するときは食形態の均質性を考慮しましょう。低栄養にならないように、とくにたんぱく質とエネルギーの適正摂取のための工夫も必要です[8]。歯科治療によりかめる状況になっても、新しい義歯に慣れるまで食事に時間がかり、水分量増加などで食べる量が減ったり、食欲が低下したりする可能性があるので注意深い観察が必要です。

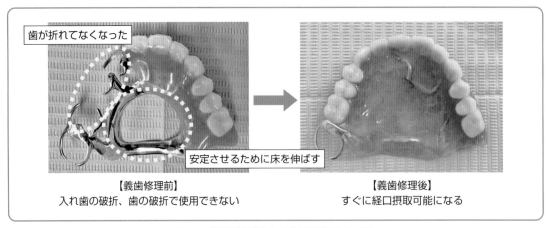

歯が折れてなくなった

安定させるために床を伸ばす

【義歯修理前】
入れ歯の破折、歯の破折で使用できない

【義歯修理後】
すぐに経口摂取可能になる

図2　歯科訪問診療による義歯修理（一例）

口腔機能や歯科治療の理解を深めよう！

　ミールラウンドを患者や多職種と協働して行うことで、口腔の問題をみつけ歯科治療へつながりやすくなります。それにより、患者の健康アウトカムの改善だけではなく、患者、家族やかかわる専門職の wellbeing 実現につながります。令和6年度の診療報酬改定と介護報酬改定でも慢性期から急性期までリハビリテーション・栄養・口腔の三位一体の連携が評価されることとなりました。管理栄養士も口腔機能や歯科治療の理解を深めて、ミールラウンドから歯科治療へつながる第一歩を踏み出してください。

引用・参考文献
1)　厚生労働省. 令和4年歯科疾患実態調査結果の概要. （https://www.mhlw.go.jp/content/10804000/001112405.pdf, 2024年2月閲覧）.
2)　平野浩彦ほか. フレイルおよび認知症と口腔健康の関係に焦点化した人生100年時代を見据えた歯科治療指針作成に関する研究. 日本歯科医学会誌. 41, 2022, 27-31.
3)　Chalmers, JM. et al. The oral health assessment tool : validity and reliability. Aust. Dent. J. 50 (3), 2005, 191-9.
4)　松尾浩一郎ほか. 口腔アセスメントシート Oral Health Assessment Tool 日本語版 （OHAT-J）の作成と信頼性, 妥当性の検討. 日本障害者歯科学会雑誌. 37 (1), 2016, 1-7.
5)　東京医科歯科大学大学院 地域・福祉口腔機能管理学分野. OHAT (Oral Health Assessment Tool)を用いた多職種連携オーラルマネジメントシステム. （https://www.ohcw-tmd.com/research/ohat.html, 2024年2月閲覧）.
6)　日本補綴歯科学会. 有床義歯補綴診療のガイドライン （2009改訂版）. （https://www.hotetsu.com/s/doc/plate_denture_guideline.pdf, 2024年2月閲覧）.
7)　武井典子ほか. "口腔環境". 治せる？ 治せない？ 摂食嚥下障害への視点と対応：まだまだあるぞ！ できること. 藤本篤士ほか編. 東京, 医歯薬出版, 2022, 36-41.
8)　佐藤作喜子. "食物形態". 前掲書7). 54-61.

口腔ケアは絶食でも必要なの？

社会医療法人令和会熊本リハビリテーション病院歯科口腔外科歯科衛生士　**白石愛** しらいし・あい

- 絶食の状態でも口腔ケアは必要である。
- 経口摂取再開に向けて口腔をととのえていくことが重要である。
- 口腔機能評価を行い、解決できていない問題がある際は、必要に応じて職種連携を行う。
- 経口摂取が叶わない状態でも、話し、唾液嚥下を行い、口が閉じられるというあたり前のことができるように、口腔をととのえるケアを行う。

絶食の時期だからこそ、ていねいな口腔ケアを

　絶食の状態でも口腔内は汚染しますし、食べないことにより口腔機能も低下していくため、機能的ケア、器質的ケアを含む口腔ケアが必要です。

　口腔は食べる機能だけではなく、呼吸をしたり、会話をしたり、唾液の分泌にかかわっていたりと多くの機能を備えています。食事をしていない場合は、唾液の分泌が低下し、口腔乾燥の程度も悪化します（図）。さらに、口腔内の剥離上皮と唾液や細菌、痰などがかたまり、時間の経過とともに強固な汚れとなり付着することがあります。それらは歯や舌、口蓋などに付着し、咽頭の機能が低下していると、咽頭付近に塊として多量に付着することがあるため注意が必要です。また、歯頸部（歯と歯肉の境目）などに強固に付着すると歯周病の原因となり、歯肉腫脹や排膿をひき起こし、悪化すると歯の動揺や脱落の原因となります。絶食の状態だからこそ、ていねいな口腔ケアを行い、感染予防や口腔保清に努めることが重要です。

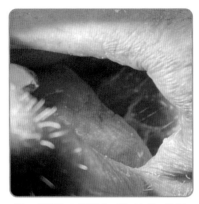

図　**乾燥した口腔内**（許可を得て掲載）

経口摂取再開をめざして

　図のような口腔内では、絶食後に経口摂取が再開しても、おいしく食べられる状態ではなさそうです。口腔の乾燥や汚染がみえ、舌も乾燥しています。開口を促しても2横指ほどしか開かない場合もあります。

　このような状態の口腔内はそのまま観察することがむずかしいため、ライトなどで口腔内を照らしましょう。通常の状態ではみえなかった問題点がたくさんみえます。歯や歯肉、舌、粘膜などをよく観察し、少しでもよいので触り、優しく声かけをしながら保清を行ってください。方法がわからないときは、多職種で協力しながら解決を図っていくことが必要です。

　また、乾燥した口唇を無理やり開けようとすると、痛みを伴い、患者がその後の口腔ケアを嫌がる原因となることがあります。とくに口唇が切れていたり、口角炎などがある場合は注意します。開口する前に十分に保湿をすると、痛みなく開口を促すことができます。図のような状態で、医療者が口を触らず、食べることや話すこともない状態では、口腔周囲の筋肉が衰えていき、開口がますますむずかしくなります。そうすると、経口摂取移行となってから実際に食べられるまでに時間を要することがあります。経口摂取に向けた準備も同時に行っていきましょう。

　絶食で口腔乾燥が強くなると、精神的にもつらいということを耳にします。「このままずっと食べられないのかもしれない」という不安は、意欲の低下にもつながります。声かけをしながら、口腔の準備を行い、必要時には歯科職種や看護師、言語聴覚士と協働して、いつでも食べられる準備を行いましょう。また、経口摂取が叶わない場合でも諦めず、感染予防とともに、思いを伝えられる口腔にしていくことも重要です。

Q18 口腔ケアをなかなかさせてもらえないときは どうすればいいの？

社会医療法人令和会熊本リハビリテーション病院歯科口腔外科歯科衛生士　白石愛　しらいし・あい

- 患者が口腔ケアを拒否する場合は、その原因を調査し、できるだけ拒否を回避できる方法を検討する。
- 口腔ケアを行う側、される側双方で、口腔ケアが好きになる方法を検討する。
- 無理に行うことはなるべく避け、どうしても必要な際は最低限にし、声かけなどのフォローをていねいに行う。
- 「心が開けば、口は開く」で信頼関係を構築し、安心感を与えることも重要である。

患者の思いを聞き、拒否の原因をみつけて排除する

　患者に口腔ケアを拒否されると、「嫌がることをしてよいのかな」「無理やり口腔ケアを行って信頼を失わないかな」と不安になることもあると思います。しかし、口腔内が汚れたままでは、食事がおいしく味わえず、感染の原因にもなります。そのため、なかなかさせてもらえない場合も口腔ケアは必要です。拒否されるときは、まずその原因を考えてみましょう。もしかしたら、以前の口腔ケアがとても痛かったのかもしれません。

　口腔ケアが嫌いになる原因として、①無理やりケアされた、②痛かった、③歯ブラシがかたくて痛かった、④歯ブラシの毛先が広がっていて、歯肉にあたり痛かった、⑤血が出ることが怖かった、⑥歯の痛いところがあり触られたくなかった、⑦いきなりケアされるので怖かったなどがあげられます。これらはほんの一部にすぎませんが、患者と話してみて、口腔ケアが嫌いになる原因がみつかれば、それを排除することからはじめていきましょう。話をするだけで患者が落ち着くこともあります。患者に安心感を与えることも重要です。

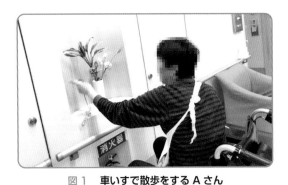

図1　車いすで散歩をするAさん
口腔ケアに対する拒否が強く、当初は門前払いされていたが、本当は花や絵が好きで、とても優しい繊細な人だった。

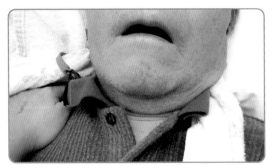

図2　口腔ケアを受けるBさん
はじめは数人がかりでも口腔ケアがむずかしかったが、後半は拒否なくケアできた。

拒否をされ難渋した事例から

過去の経験から口腔ケアを拒否していたAさん

　Aさんは脳卒中後、とても強く口腔ケアを拒否し、筆者が病室を訪ねると、鏡越しに「あっちへいけ」といわんばかりに手で払う動作をし、よくにらまれていました。家族に話を聞くと、「昔、歯科治療中に麻酔の注射で気分が悪くなり、それ以来歯科が苦手になっている」とのことでした。

　何度も諦めようとしましたが、ほかのリハビリテーションはすすんでいたため、筆者が車いすを押して散歩することを提案すると、顔がみえないためか応じました。その後も話しかけながら歯科の前を通るようにしていたところ、ある日、Aさんから歯科受診の希望がありました。それからAさんは少しずつ心を開き、がんばって口を開けて医療者に口腔内を触らせるようになり、メンテナンスの定期受診まで受け入れるようになりました（図1）。

認知機能障害があり口腔ケアを拒否するBさん

　Bさんは認知機能障害があり、口腔ケアに対する拒否がとても強く、数人がかりでケアを試みても実施できなかったため筆者に相談がありました。通常どおりの対応ではとてもむずかしかったため対策を考えていたところ、理学療法士のリハビリテーションはとてもリラックスして行っていることが判明しました。

　そこで筆者も、女優になった気分で理学療法士を演じてみました。すると、リラックスして気持ちよさそうな様子だったので、Bさんの肩を触る手を、少しずつ口元に近づけてみました。Bさんは拒否するどころか、リラックスして自然と開口でき、口腔内に歯ブラシや歯間ブラシを挿入しても、とても気持ちよさそうでした。「これは奇跡だろうか」と思い、日をあらためて実施しても、とてもリラックスしていました。そのうち、誰が口腔ケアを行っても大丈夫になってきました。最後は、車いすに乗って洗面所に向かい、そこでの口腔ケアも可能になりました（図2）。

　これはほんの一例ですが、何がきっかけで心を開いてくれるかはわかりません。例にあげた2人も、はじめは本当にケアできるのかとても心配でした。

　口腔ケアをなかなかさせてくれない患者に、いつか出会うかもしれません。でも、諦めずに仲よくなって、信頼関係を構築することからスタートしてもよいのかもしれません。

第3章　高齢者の摂食嚥下障害と口腔ケア

Q19 口のなかが汚いと全身疾患の原因になるの？

社会医療法人令和会熊本リハビリテーション病院歯科口腔外科歯科衛生士　白石愛 しらいし・あい

- 口腔汚染は全身疾患と関連する。
- プラーク（歯垢）は細菌の塊である。
- とくに歯周病菌は全身疾患の原因となりうるため注意が必要。
- 口腔汚染に注意し、とくに歯頸部（歯と歯肉の境目）にプラークが付着しないように歯ブラシをあてることが重要である。
- 介助での口腔清掃も、技術次第では全身疾患の要因となりうる。

口腔の汚染が全身疾患に与える影響

　口腔の汚染は、心・循環器疾患、脳血管疾患、メタボリックシンドローム、早産、低体重児出産、認知症、肺炎、リウマチなど全身のさまざまな疾患に影響をおよぼします。なかでも歯周病は、とくに全身の疾患へ影響をおよぼすことが多くの学術論文で示されています。

　口腔の汚れは、どのように全身疾患に影響をおよぼすのでしょうか。歯周病は、口腔内の細菌（歯垢）により発症します。歯垢のなかでもとくに酸素を嫌うのが「嫌気性菌」です。嫌気性菌が歯肉から体内に侵入することで歯周病は発症し、歯肉からの出血・発赤・腫脹といった炎症症状を呈します。このような炎症症状を放置していると、歯垢は歯と歯肉のあいだにできる歯周ポケットに入り込み、さらに歯周組織を破壊していきます。

　歯周組織が破壊されるということは、絶え間なく炎症が起こっているということです。そこでは、TNF-αなどの炎症性物質が発生します。この炎症性物質が、さまざまな疾患を発症・悪化させるので

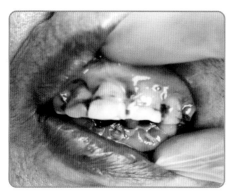

図1　歯周病患者の口腔内

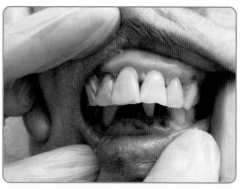

図2　多職種による口腔ケアで口腔状態が改善した

す。炎症性物質は、インスリン抵抗性、早産や低体重児の出産、肥満、動脈硬化などに影響を与えます[1]。

口腔汚染が新たな疾患を発生させないように

　図1は歯周病患者の口腔内です。歯肉の腫脹、炎症、排膿などを呈しています。この状態になるまでに、痛みなどはほぼなく経過します。「歯科職種がいないと、どうしたらよいかわからない」と思うかもしれませんが、医療者がこのような口腔症状に気づけないと、前述のように全身の疾患に影響をおよぼすことが考えられるため、注意が必要です。

　図2は、歯肉の状態が改善した状態です。看護師、理学療法士、作業療法士、言語聴覚士、そして歯科衛生士による口腔ケアの介入により改善できました。それぞれの介入時にていねいなケアを行うだけで、ここまでの改善が可能となった一例です。食事もおいしく味わえそうです。

　歯周病は、日々のていねいな口腔ケアで予防が可能です。そして、全身のさまざまな疾患のリスクを下げることも可能です。患者がおいしく食べて元気でいられるように、日々の口腔ケアを見直し、検討を行い、必要に応じて多職種で取り組むことも必要です。職種の垣根を越えて、患者を疾患からしっかり守っていきましょう。

引用・参考文献
1)　日本臨床歯周病学会. 歯周病が全身に及ぼす影響.（https://www.jacp.net/perio/effect/, 2024年3月閲覧）.

**摂食嚥下障害の食形態は
どのように工夫すればいいの？**

日本赤十字社栗山赤十字病院医療技術部栄養課栄養課長　**真井睦子** さない・むつこ

- 摂食嚥下障害の原因、状況を多職種と共有する。
- 嚥下調整食を実際に食べている様子をかならず確認する。
- 既製品を上手に取り入れる。
- 食べる姿勢、ポジショニングも重要である。

どのような摂食嚥下障害の状態なのかを理解する

　摂食嚥下障害は脳疾患などの病気によるもの、筋力低下によるもの、また神経難病や認知症の種類によって異なります。まずはどのような疾患があって摂食嚥下障害となっているのか、状態はどの程度なのかを多職種と共有し、しっかりと理解することが大切です。本稿ではおもに「食形態の工夫」について解説しますが、その前に摂食嚥下障害患者に対する基本的な「お作法」についても述べます。

食事状況を観察する

　病院や施設では多職種と相談して食形態を決めることが多いですが、管理栄養士は提供した食形態を対象者が実際に食べている様子をかならず確認することが大切です。姿勢、意思疎通の有無など、観察するポイントが多数あります（表）。そのうえで、食形態を柔軟に変更し、介助方法なども検討します。食事は意外と体力を使います。疲れてしまって食べられなくなることもあります。その際は上肢をポジショニングクッションで支え、車いす用カットテーブルを使用するなど、姿勢をととのえる

表　摂食嚥下障害患者を観察する際に確認するべきポイント

①**食べる姿勢**：車いす上なのかベッド上なのか？ いすであれば対象者のおしりの位置を確認する。しっかりと座っているか、足底は床についているかなど（ベッド上では足底が支えられているか）。
②**テーブルの高さ**：高すぎて対象者に料理がみえない状態ではないか？
③**全身の可動域**：移乗はどこまでできるのか、歩行可能など。
④**関節拘縮の有無**。
⑤**介助**：全介助か自力摂取可能か？ 状況を把握する。
⑥**麻痺の有無**：麻痺がある場合、状態はどの程度か、麻痺がある箇所など。
⑦**上肢の状態**：可動域、自助具が必要か、箸やスプーンはもてるのかなど。
⑧**下肢の状態**：浮腫の有無、可動域、筋力低下の状態など。
⑨**義歯の状況**：義歯の有無、自身で装着可能か、義歯は合っているかなど。
⑩**口腔内の状況**（Q19、68 ページ）
⑪**意思疎通**：程度、状況、簡単な言葉での意思疎通は可能か。
⑫**食事時間**：食事時間の理解、食事に対する認知状況など。
⑬**嚥下動作**：もぐもぐ、ゴックンできるか？ もぐもぐする状態、いつまでももぐもぐしていないか。
⑭**嚥下前後のむせ**：有無、嚥下前にむせるか、嚥下後にむせるか。
⑮**介助者の介助の仕方**：介助者が立ち、上からスプーンを口に入れるような食事介助をしていないか（スプーンは真横から口に入れるなど、非常に食べづらい）、料理が入った器を介助者がもっていないか？（介助される側は、何が口に入ってくるのかわからない）。
⑯**食物の取り込み方**：スプーンがよいか、箸がよいか。
⑰**ストロー飲み**：可能か、不可能か。

工夫が必要です。

　また、適切と思われる食形態を提供していても、介助方法が適切ではない、介助者の都合で食事介助しやすい方法で行っている場合もあります（表 - ⑮）。介助方法についても観察して多職種と話し合い、適切な介助方法を共有しましょう。

　いつまでも「もぐもぐ」として、なかなか飲み込まない場合は、口腔の上下運動が可能でも左右にすりつぶす動作が困難になっていることがあります。やわらかいおかきなどで左右の動きが誘発されるようにリハビリテーションを行うことが大切です。どのタイミングでリハビリテーションを行うかは、多職種に相談するとよいですが、管理栄養士はさまざまな食材を準備して、いつでも対応できるようにしておきましょう。

　在宅患者においても観察ポイントは同じですが、介助するのは家族であるため、介助者ができそうなことを一緒に考えなければなりません。ミキサーがない、きざむのがたいへんであることもあります。家族の調理技術にあわせてアドバイスしましょう。

食形態の工夫

適切に評価しながらおいしく幸せに食べることを優先する

「日本摂食嚥下リハビリテーション学会嚥下調整食分類2021」（学会分類2021）[1] のコード0j、

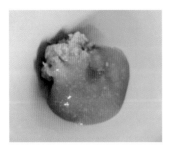 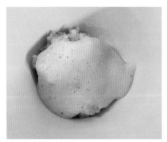 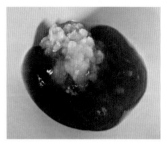

魚のみそ煮
魚を細かくきざんでみそ味のとろみをかける

ポテトサラダ
マヨネーズとフレンチドレッシング（白）を混ぜてとろみあんにしてかける

コロッケ
ソースとだし汁を混ぜてとろみあんにしてかける

図　とろみあんをソースとして活用する方法

コード0tの摂食は経口訓練が目的である場合が多く、主たる栄養や水分補給は輸液や経管栄養であるため、当院では物性の安定した既製品を使用しています。

　コード1jの食形態は、既製品を活用するとともにミキサーによる調理提供を行います。在宅患者の場合は、ミキサーを購入してもらい、使用方法からていねいに説明します。ミキサーを洗う手間などを考慮し、訪問栄養食事指導の際は、まとめて多めにつくっておくなど、家族の調理負担を軽減するようにします。すべての症例がコード0j、コード0tから開始するのではなく、個々の評価が重要です[1]。ガイドラインや「学会分類2021」のコードばかりにとらわれるのではなく、おいしく幸せに食べることを優先して検討しましょう。

　コード2-1はミキサーを使用し、なめらかな粒のない食形態になるように裏ごしします。その際、市販されているエネルギーアップの粉末などを加えてミキサーにかけます。また、ミキサーに加える水分のかわりに粥ゼリーを加える、加水ゼロ式調理法を用いる場合もあります[2]。

　コード2-2はざらつきのある粒の残ったペースト状の食形態であるため、コード0tやコード0jのなめらかなとろみジュースや飲み込みやすいゼリーを使用して、交互嚥下[1]を行い、咽頭内をクリアにするとよいでしょう。

🏔 とろみあんはおいしい唾液

　コード3やコード4が摂取可能であれば口腔内で食物をまとめることがある程度できる状態ですが、食後に口腔内を観察すると残留がある場合もあるので、前述のとおり、コード0tやコード0jの食形態を使用して口腔内の残渣を飲み込むように促します。コード3やコード4は、とろみあんを使用する場合が多くあります。当院では、とろみあんはおいしい唾液と考え、料理にあわせて調理しています（図）。

　食形態の工夫は、見た目や調理工程の工夫ももちろん大切ですが、食べて飲み込んで、栄養になる

までしっかりと評価して取り組むことが大切です。

姿勢をととのえる：食べる前のお作法

食事中の姿勢をととのえることはとても大切です。患者が苦痛なく安楽に食べることができるように、まずは姿勢をととのえましょう。ベッド上で食事をする際はギャッジアップを行いますが、いきなり上半身を起こすのではなく、おしりがどの位置にあるかを確認して、介助グローブを用いながらポジショニングを行います。

ギャッジアップは、足上げ→背上げ→足上げ→背上げの順で行い、介助グローブで圧抜きしながら体全体をととのえ、ポジショニングクッションを活用します。在宅では、ポジショニング方法を共有ノートに記載して、介護する家族と多職種で共有するとよいでしょう。

引用・参考文献
1） 日本摂食嚥下リハビリテーション学会嚥下調整食委員会. 日本摂食嚥下リハビリテーション学会嚥下調整食分類 2021. 日本摂食・嚥下リハビリテーション学会雑誌. 25（2）, 2021, 135-49.
2） フードケア. 加水ゼロ式調理法：ペースト食の新たな調理法. (https://www.food-care.co.jp/kasuizero/, 2024 年 2 月閲覧).

第3章 高齢者の摂食嚥下障害と口腔ケア

嚥下調整食をどうしても食べてもらえないとき はどうすればいいの？

日本赤十字社栗山赤十字病院医療技術部栄養課栄養課長　**真井睦子** さない・むつこ

- 適切な食形態であるか、食べているところを観察し、多職種で評価する。
- 姿勢の調整や食事環境を変えることも重要である。
- 無理に食べることをすすめず、時には待つことも大切である。

対象者にとって本当に適切な食形態か？

　たとえば病棟や施設から「食形態はペースト状のものでお願いします」とオーダーがあった場合、実際にその形態で正しいのか、食べるところを確認して、多職種で評価し、専門医の検査を受けたうえで検討します。しかし患者は、じつは見た目がドロドロしていて食べたくないと思っているかもしれませんし、とろみあんが嫌いという人もいます。また、きちんと咀嚼して飲み込めるのに、「とりあえずとろみをつけている」というケースもあります。「麻痺がある＝とろみが必要」ではなく、食事の様子をしっかり観察し、多職種できちんと評価することが大切です。

　筆者の経験ですが、在宅患者で脳梗塞後の麻痺があり、治療していた病院ではとろみのついた食事を提供していたため、「在宅に戻ってもとろみをつけてください」との指示がありました。しかし、聞きづらいながらも「とろみは嫌」と本人からの訴えがありました。当院に受診した際に、嚥下内視鏡検査を行って医師と一緒に評価したところ、とろみは必要ないと思われました。現在は車いす生活で独居ですが、とろみのない好きな食事をおいしく食べながら、多職種に支えられて生活できています。ペースト状にする必要はあるのか、とろみあんは必要なのか、きちんと評価して、意思疎通が可能であれば本人にも確認して食形態を検討しましょう。

また、逆の場合もあります。普通の食形態では飲み込みづらくて食べたくない、むせると体がしんどくなるから食べたくないなど、患者が実際に話さなくても心の訴えを聞き逃さないようにしましょう。「食べづらいですか？」「嫌いな食べものがありますか？」など声かけすることが必要です。また、何か飲みものがほしいのかもしれません。「何か飲みますか？」「のどが渇きましたか？」など飲みものからアプローチしたり、「おやつを食べますか？」「パンを食べてみますか？」など軽めの食材をすすめてみたり、「食事」という言葉ではなく具体的な食材を聞いてみるなど、柔軟な対応をしましょう。実際に、私たちもパンやサンドイッチで食事を済ませることがあります。何が食べたいのか？　何を今欲しているのか？　声かけを行いながら多職種で考え、一汁三菜にこだわらず、臨機応変に変化をつけて対応しましょう。

嚥下調整食をどうしても食べてもらえないときの工夫

患者と一緒に食べる

　見当識障害のために食事場面が認知できていないこともあります[1]。その際は、「食べてよいですよ」などの声かけが必要です。また、食べるところを周囲の人たちがジロジロみていて食べたくない、という場合もあります。ジロジロみているわけではないのですが、その人にとっては「みられていて食べづらい」と思っているかもしれません。食事に集中できるように、壁を向いてみたり、カーテンを閉めたり、以前はどのような食事環境であったかについて情報収集を行い、テレビを消す、逆に好きなテレビ番組をみながら食べてもらうなど、セッティングします。

　また、「はい、○○さん、お昼ご飯を私と一緒に食べましょう」など、介助者が一緒に食べるのもよいでしょう。以前、「あんた食べな、わしゃいらんから、あんた食べな」と話す患者がいました。ある日、「私と一緒に食べませんか？」と自分の食事を持参して誘い、一緒に並んで話しながら食べると、「この食事はわしのかい？」と食べはじめました。時には、「○○さんのおかずがおいしそうだから、この卵焼きと交換しませんか？」など、おかずの交換を行うこともありました。介助者は食事を準備して「食べさせる」という意識がありますが、その考えをとりはらって、「私たちも一緒においしく食べる」という意識に変換することも大切であると感じました。

　しかし、このような試みは、多職種と相談して「やってみよう」と意見が一致したときに行うものです。管理栄養士が単独で行うべきではありません。また、在宅でも、訪問先の家族と一緒に食事をする場面があります。家族や在宅患者が希望するのであれば、訪問時に一緒に食事をしながら、楽しくおいしく食べることもたいへん喜ばしいと思います。

手づかみ食にする

　箸やスプーンなどカトラリーを使えない、または使い方がわからない、使って食べると疲れてしまうことがあります。その際は手づかみ食にしています。おにぎりやパンなど、後でも食べられるよう

に準備をしたり、おかずに手が届かない場合は、おかずをおにぎりに入れる「おにぎらず」にすることもあります。また、当院ではさまざまなおやつ（個包装のまんじゅう、クレープ、ロールケーキなど）を準備して、たびたび声をかけて間食で補うこともあります。そして、飲みものなら飲める人もいるので、栄養補助食品の飲みものをメインにすることもあります。低栄養状態の人は食べることもたいへんな労力を使うため、安楽な姿勢をととのえて、疲れないように注意します。

困ったときはかっぱえびせん®

かっぱえびせん®を置いておくと、自らスーッと手が伸びて食べはじめる人が多くいます。嚥下状況はきちんと評価しなければなりませんが、アルツハイマー型認知症患者では誤嚥があまりみられません[2]。かっぱえびせん®は手にとりやすく、かたさもちょうどよく、高齢者が好む食形態です。筆者はかっぱえびせん®をきっかけとして、食事を食べるようになったという症例を経験しました。

食事環境を変える

ふだん、個室で食事摂取している人は、ホールに出てほかの人と一緒に食事をする、自宅から出てショートステイを活用するなど、食事場所を変えてみることもよいでしょう。いつもと違う刺激や変化が必要かもしれません。筆者のかかわっている在宅の高齢者で、食欲低下がみられるのですが、デイサービスやショートステイでは完食することもあります。仲間やほかの人が食べているところをみて刺激を受けているのかもしれません。

カトラリーを見直す

嚥下調整食が適切であっても、使用するスプーンや箸、フォークなどが適切ではない、食べづらい場合があります。スプーンがプラスチック製ではなく重さのあるものや、普通のスプーンでは細くてもちづらいなど、食べるときに患者がストレスを感じないよう、適したものを検討しましょう。現在では、さまざまな種類のカトラリーがあります。多職種と相談して試してみましょう。

そのほか

口腔内に問題がある可能性もあります。早めに歯科受診をすすめます。

無理に食べさせないことも大切

いろいろ試しても食事を拒否する場合は、無理にすすめず、手づかみできる食べものをおいて待つことも必要かもしれません。アルツハイマー型認知症患者は、徐々に食欲が低下し、痩せることが自然の経過としてあります[1]。そのような症状も理解して、「食べる」ことがストレスにならないように、「食べる」ことからいったん離れて、声かけをしたり、歌を歌ったり、マッサージをするなど、リラックスできるようにします。「食べる」ことばかりにとらわれてしまうと、スタッフおよび家族も疲弊します。時には経過を見守り、不安をなるべく取り除くことが大切なときもあります。

筆者の経験を紹介します。アルツハイマー型認知症患者の在宅訪問をしていました。ある日突然、

食事を拒否するようになり、何を試しても食べなくなり、介助するとティッシュペーパーに出してしまう行為が 10 日間ほど続きました。介護している妻は「食べてくれない」と困って疲れ果てていました。月 2 回の訪問でしたが、食べなくなった 10 日間はほぼ毎日、勤務終了後に訪問し、何もできないまま妻の話を聞くなどして様子をうかがっていました。このような状況下で、嚥下調整食をすすめることはできるでしょうか？ まずは話を聞く、患者に声かけするという心理的・精神的アプローチを優先しました。食べてはくれないけれど、毎日のように訪問看護師による点滴を行うことで、妻の気持ちは救われているようでした。主治医からは、「内科的には異常はなく、認知症によるもの」と説明されていましたが、介護する家族は心配でたまらなかったと思います。ある朝、妻が目を覚ますと患者は亡くなっていました。表情は穏やかでした。妻から連絡があり、筆者もできるだけのケアは行うことができた、これからは患者の妻を支えようと思いました。

食の QOL を高めるアプローチを

私たちは食事を提供する管理栄養士ですが、患者の人生のエピソードにかかわることも数多くあります。「嚥下調整食」という言葉は、私たちの専門用語です。この呼び名を、私は入院患者や在宅患者には一切使用しません。私たちが個々の患者の症状や食事環境に対して柔軟に変わることが必要です。「日本摂食嚥下リハビリテーション学会嚥下調整食分類 2021」のコードごとに嚥下調整食の内容をしっかりと理解して、調理を行いますが、提供する際は「この患者は今、この食形態で満足しているのだろうか？」とつねに考えます。食の生活の質（quality of life；QOL）を尊重し、自問自答して、専門家の一員として多職種でアプローチを行っていくことが大切であると思います。

引用・参考文献
1） 野原幹司. "アルツハイマー型認知症の食支援". 認知症患者さんの病態別食支援：安全に最期まで食べるための道標. 大阪, メディカ出版, 2018, 22-34.
2） 平野浩彦. 認知症の摂食嚥下障害. Modern Physician. 35（12）, 2015, 1412-6.

MEMO

第4章

高齢者の
浮腫・脱水

Q22 高齢者の浮腫の原因は何？

淑徳大学看護栄養学部栄養学科准教授　飯坂真司 いいざか・しんじ

point!

浮腫の成因には「血管内静水圧の上昇」「血漿膠質浸透圧の低下」「血管透過性の亢進（間質膠質浸透圧の上昇）」「リンパ管の閉塞」がある。

高齢者では廃用性浮腫や薬剤性浮腫も起こりやすくなる。

浮腫とは

　浮腫（edema）とは、組織間隙に水分（間質液）が過剰にたまった状態です。成人の体重の60%は水分で構成されており、体水分のうち2/3（体重の40%）が細胞内液、1/3（同20%）が細胞外液です。細胞外液は、さらに1/4（同5%）が血漿、3/4（同15%）が組織間に分布しています。正常な血液循環では、細小動脈から間質に漏れ出た組織液の90%は細小静脈に再吸収され、残り10%はリンパ管を通じて静脈に戻ります。さまざまな原因でこの経路のどこかに異常が生じ、組織間液が増加してしまう病態が浮腫です。

　血管内と組織間の水の分布は静水圧と浸透圧の差により決まります。静水圧は「血管の外に水を押し出す力」、浸透圧は「血管内に水を引きとめる／間質から引き戻す力」と考えてください。そのため、浮腫のメカニズムには、①血管内静水圧の上昇、②血漿膠質浸透圧の低下、③血管透過性の亢進（間質膠質浸透圧の上昇）、④リンパ管の閉塞があります（図、表）[1、2]。

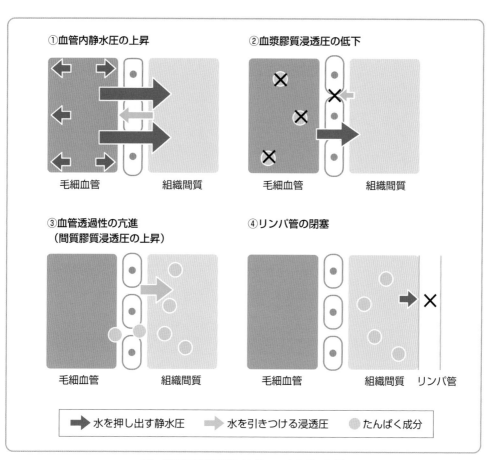

図　**浮腫の成因分類**（文献1、2を参考に作成）

表　**浮腫の要因**（文献1、2を参考に作成）

成因	おもな要因
血管内静水圧の上昇	心不全、腎不全、肝硬変 薬剤（カルシウム拮抗薬、NSAIDs、副腎皮質ステロイドなど） 下肢深部静脈血栓症、下肢静脈瘤、肥満
血漿膠質浸透圧の低下	肝不全、低栄養 ネフローゼ症候群、たんぱく漏出性胃腸症
血管透過性の亢進 （間質膠質浸透圧の上昇）	感染症、アレルギー、炎症、熱傷、外傷 甲状腺機能低下症、薬剤（抗悪性腫瘍薬など）
リンパ管の閉塞	原発性：リンパ管形成不全 続発性：リンパ節郭清など

浮腫のメカニズム

血管内静水圧の上昇

　静脈の停滞（うっ血）により毛細血管の静水圧が高くなり、間質に水が押し出される状態です。

　原因としては、心不全や腎不全、肝硬変、下肢の静脈還流不全などがあります。心不全、とくに右心不全の場合には、右心房に流入する血流が停滞することにより全身の浮腫が生じます。また、心不全や腎不全ではナトリウムの再吸収や排出低下により循環血液量が増加します。肝硬変では門脈圧亢進によって腸管からの静脈還流が停滞するため、皮下浮腫に加え腹水や腸管浮腫も伴います。

　下肢の深部静脈血栓症や静脈瘤による静脈還流障害による浮腫は、下肢にのみ生じ（局所性浮腫）、左右非対称になりやすいことが特徴です。下肢静脈障害による浮腫は、うっ滞性皮膚炎を生じ、掻痒や疼痛をもたらします。悪化すると潰瘍化し、難治性となります。

血漿膠質浸透圧の低下

　血漿中のたんぱく質（とくにアルブミン）が減少すると、血管内に水分を引きとめたり、間質から引き戻したりする力である膠質浸透圧が低下します。その結果、間質に水分が貯留し、浮腫が生じます。この原因には、体たんぱく質の合成低下・不足（肝不全や低栄養）と血漿たんぱくの体外漏出（ネフローゼ症候群やたんぱく漏出性胃腸症）などがあります。一般に、血清アルブミン値が 2.0g/dL 未満になると浮腫が生じるとされます。低アルブミン血症による浮腫は全身性で、眼瞼にも生じます。

血管透過性の亢進（間質膠質浸透圧の上昇）

　炎症性メディエーターにより血管透過性が亢進すると、血管内皮細胞の隙間から間質に水分や種々のたんぱく質成分が漏出し、浮腫となります。その原因には、感染症や熱傷、コンパートメント症候群などの外傷、アレルギーがあります。

　また、炎症とメカニズムは異なりますが、甲状腺機能低下症では、間質でムコ多糖が増加するため、間質の膠質浸透圧が上昇し、浮腫が生じます。甲状腺機能低下による浮腫は、組織間液の粘性が高いため、指で圧迫しても圧痕が残りにくい非圧痕性浮腫です。

リンパ管の閉塞

　リンパ管の閉塞や還流不全のために、組織間にたんぱく質成分を含むリンパ液が貯留してしまうことで、リンパ浮腫が生じます。リンパ浮腫の原因には原発性（先天性リンパ管異常）と続発性（悪性腫瘍自体やその手術時のリンパ節郭清、放射線治療、フィラリア感染症によるリンパ管損傷など）があります。わが国では、乳がんや子宮がん、卵巣がんの治療に伴うリンパ浮腫が多くを占めます。リンパ浮腫は局所性であり、左右非対称に現れます。また、進行すると組織の線維化や皮膚の硬化（とくに象の皮膚のような状態になる象皮症）が生じ、非圧痕性浮腫となります。蜂窩織炎をくり返し起こしたり、仕事や家事に支障を来したりし、生活の質（quality of life；QOL）を著しく低下させます。

高齢者の浮腫の特徴

　高齢者では全身の臓器の機能低下や栄養状態低下があるため、複合的な要因により浮腫が起こります。また、静脈やリンパの還流は、筋収縮によるポンプ作用で生じます。そのため、明確な原因疾患がなくても、日常生活動作（activities of daily living；ADL）や筋肉量の低下が認められる高齢者では重力の影響により、臥床状態では後頭部や背部、臀部に、車いすに長時間座っている状態では下肢に浮腫（廃用性浮腫）が生じやすくなります。

　また、高齢者ではポリファーマシーになりやすいため、薬剤性浮腫にも注意が必要です。薬剤性浮腫には、血管拡張性（カルシウム拮抗薬など）、腎性（NSAIDs や副腎皮質ステロイドなど）、血管透過性（タキサン系やキナーゼ阻害薬などの抗悪性腫瘍薬）など、薬剤の種類により多様なメカニズムがあります[3]。

引用・参考文献
1）　大川庭熙. 浮腫. Geriatric Medicine. 60（6），2022，551-5.
2）　久野秀明ほか. 浮腫の原因を考える. 月刊薬事. 64（13），2022，2671-5.
3）　植松卓也ほか. 薬剤性の浮腫. 前掲書 2）．2701-7.

第4章

高齢者の浮腫・脱水

Q23 高齢者の浮腫の予防はどうすればいいの？ 治療・対処法はどうするの？

淑徳大学看護栄養学部栄養学科准教授　飯坂真司　いいざか・しんじ

point!

浮腫の原因や状態を定期的にモニタリングする。

栄養面では減塩や水分制限を行うが、高齢者の食事摂取量も踏まえて考える。

高濃度の経口補助食品は水分摂取量を抑えつつ、必要な栄養素を充足できる。

創傷・皮膚障害を予防するために浮腫の皮膚にはスキンケアが必要である。

浮腫の原因疾患に対する治療と合併症の予防

　まず、浮腫自体の原因疾患を鑑別し、原因疾患に対する治療を優先します。このとき、浮腫がその人の生命や生活にどの程度影響をおよぼしているかや、本人のフレイル・日常生活動作（activities of daily living；ADL）の程度も踏まえて、高齢者に対する浮腫自体の治療の必要性を主治医と相談し、検討します。

　一方、浮腫のある全症例に「浮腫が原因となる合併症の予防」が必要です。予防として、栄養、運動、日常生活指導、スキンケアなど複合的なケアが大切です。

浮腫の対処法

 薬物療法

　薬剤性浮腫の場合には、原因薬剤を同定し、使用中止を検討します。心不全、腎不全、肝不全による浮腫には各種の利尿薬が使用されますが、とくにフレイルの高齢者では急激な利尿による脱水や腎

不全の悪化が懸念されます。

栄養療法

　一般に、心不全・腎不全による浮腫では食塩制限と水分の適正摂取が必要とされます。しかし、高齢者の場合、過度な食塩制限はかえって食事摂取量の減少をまねき、過度な水分制限は脱水の原因ともなります。また、慢性腎臓病に対してはステージにあわせてたんぱく質摂取制限を検討しますが、サルコペニアを合併した高齢者には制限を緩和することも選択肢となっています。

　低栄養が原因である浮腫の場合には、エネルギー・たんぱく質を十分に摂取することを目標とします。水分摂取量を増加させずにエネルギー・たんぱく質を補充するには、水分含有量の少ない高濃度（2〜4kcal/mL）の経口補助食品の摂取を検討します。全身性浮腫で腸管浮腫が生じている場合には、吸収障害や下痢の可能性を考え、消化態栄養剤や成分栄養剤も選択肢となります。

運動療法およびリハビリテーション

　要介護高齢者には臥床時の同一体位時間を減らすために、体位変換やポジショニングを行います。とくに臀部や仙骨部の浮腫は、褥瘡の原因となるため、体圧分散が必要です。また、下肢の関節の自動・他動運動やポジショニングクッションを用いた下肢挙上による還流の促進を検討します。

　サルコペニアやフレイル高齢者では、座位で「座りきり」になる時間を減らし、歩行・活動時間を増やし、下肢の筋肉を動かすように促します。また、足関節や膝関節の屈伸を伴う下肢のレジスタンス運動も静脈やリンパの還流につながります。

圧迫療法

　静脈うっ滞性の浮腫には弾性ストッキングや弾性包帯による圧迫療法が、リンパ浮腫には加えて用手的リンパドレナージが保存的治療法となります。ただし、下肢動脈の閉塞がある場合には、圧迫療法は血流低下を悪化させるために禁忌です。また、不適切な着用方法により、しわが寄った部分に皮膚損傷が生じることもあります。圧迫療法の専門知識・資格をもっている人に相談してください。

スキンケアにより浮腫の合併症を防ぐ[1、2]

　浮腫によって皮膚のバリア機能が低下し、乾燥・かゆみを伴いやすい状態になります。また、皮膚が菲薄化しているため、かゆみに対して本人がひっ掻く、ケア時に四肢が周囲にぶつかる、テープの貼付・剥離時に刺激が加わるなどの動作によりスキン-テアなどの皮膚損傷が容易に生じます。創傷部位が感染を起こすと、蜂窩織炎につながるため、予防的スキンケアが大切です。

洗浄

　刺激の少ない弱酸性の泡洗浄剤を用いて、ぬるま湯で愛護的に洗浄します。洗浄時やタオルでふきとる際には、こするのではなく、やさしく押さえるようにし、摩擦を減らします。

▶ 浸軟・摩擦予防

　浮腫によって指間や陰部などが密着すると、汗による浸軟を起こしやすくなります。また、重度の浮腫では皮膚からの漏出液が生じることがあります。不織布ガーゼや粘着性のない被覆材やパッドを用いて皮膚同士の密着や浸軟を予防します。このとき、局所的に圧迫が加わらないように注意が必要です。

▶ 保湿

　洗浄や入浴後に保湿します。クリームや乳液タイプのローションが低摩擦で塗布しやすいです。あらかじめ手のひらに伸ばして、やさしく押さえるようにして塗布します。

▶ 衣服

　衣服のしわや肌着、靴下のゴムが浮腫の部位を局所的に圧迫したり、ずれが起こったりすると皮膚が損傷します。袖や足首、ウエストなどの締めつけの少ない衣服を選びます。また、皮膚の露出を避けるため長袖が推奨されます。

▶ 療養生活

　本人および介助者ともに爪を短く切ります。また、ベッド柵や車いすのパーツなどを緩衝材で覆います。浮腫で脆弱な皮膚には、医療用テープを極力使用せず、包帯やネット包帯などによる固定を検討します。

引用・参考文献
1）　間宮直子．"浮腫"．スキンケアガイドブック．日本創傷・オストミー・失禁管理学会編．東京，照林社，2017，58-63．
2）　岡部美保．"だれにでも起こるスキントラブル：浮腫"．在宅療養者のスキンケア：健やかな皮膚を維持するために．東京，日本看護協会出版会，2022，113-9．

Q24 高齢者の脱水の原因は何？

福島学院大学短期大学部食物栄養学科准教授　田村佳奈美 たむら・かなみ

point!

フレイル・サルコペニアなど筋肉の減少がないかを確認する。

喫食量や飲水量は十分かを確認する。

摂食嚥下障害の有無や口腔内環境を確認する。

身体的な状況、おむつの使用、精神面などを確認する。

高齢者では体内貯留水分量がそもそも減少している

　ヒトの体の約60%は水で構成されています。しかし、その水分量は幼児期から成人、高齢者と歳を重ねるごとに減少し、成人で約60%あった体内貯留水分は高齢者では約50%台にまで減少してきます（図）。

　単純に計算しても、体重60kgの成人では36kg（36L）が水分ですが、高齢者で仮に50%まで減少すると30kg（30L）となり、6L（500mLのペットボトル12本分）が減ってしまいます。高齢者では体内貯留水分自体が減少するため、脱水になりやすい傾向にあるといえます。

高齢者の脱水のおもな原因

フレイル・サルコペニア

　高齢者は加齢に伴い筋肉量が減少しやすく、フレイル・サルコペニアに陥りやすくなります。体内貯留水分の約70%は筋肉内に蓄えられているため、筋肉量が減ると体内貯留水分も減ります。フレ

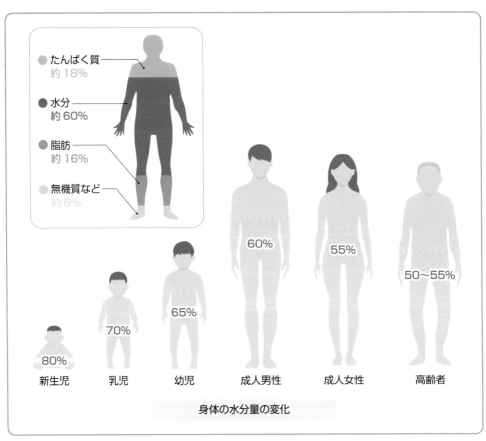

図　体内水分量の変化

表　水分の出納

摂取量（in）	排泄量（out）
飲料水：1,200mL 食事：1,000mL 代謝水：300mL	尿：1,500mL 便：100mL 不感蒸泄：900mL
合計：2,500mL	合計：2,500mL

イル・サルコペニアを早期に発見し、筋肉の減少をできるだけ抑えて、体内貯留水分を減らさないようにすることも重要です。

食事・飲水量の減少

　水分の摂取量（in）と排泄量（out）を表に示します。体に必要な水分の大半を飲水と食事、つまり経口から摂取しています。おもに尿からの排泄でin-outのバランスをとることによって、血圧や体温の調整、体のさまざまな機能を維持しています。脱水の有無は、飲水量だけでなく、食事摂取量の

減少も影響します。食事量が減少している高齢者では食事によって摂取していた水分を飲水量にプラスする必要があります。しかし、高齢者はのどの渇き自体をあまり感じなくなるため、意識的に摂取しないと、日々の飲水量も減っていきます。

摂食嚥下障害・口腔内環境

加齢に伴い歯の脱落や唾液分泌の減少など、さまざまな原因で口腔内環境は変化します。また、摂食嚥下障害を来すこともあります。口腔内環境の変化や摂食嚥下障害により食事・飲水量の減少につながり、脱水を起こしやすくなります。管理栄養士も高齢者がしっかり飲食できる状態であるか口腔内を確認しましょう。

生活環境の変化やおむつの使用

加齢に伴いトイレが近くなる人が多いですが、「トイレに行くのがめんどう」「寒いのでトイレに行きたくない」などの理由で、高齢者は飲水量を控える傾向にあります。また、おむつを使用している場合は、交換してもらうことへの羞恥心から水分摂取を嫌がることがあります。夜間に排尿のために起きることへの抵抗感から、夕方から水分を控える高齢者もいます。体内の水分は睡眠中も不感蒸泄などによって体外へ出ていくため、夜間に起こる脱水にも注意が必要です。

第4章 高齢者の浮腫・脱水

高齢者の脱水の予防はどうすればいいの？治療・対処法はどうするの？

福島学院大学短期大学部食物栄養学科准教授　田村佳奈美 たむら・かなみ

> 必要水分量を知り、脱水の確認を日々行う。
>
> 食事摂取量や飲水量を確保する。おやつなどを上手に活用してこまめな水分補給を行う。

必要水分量の算出方法とフィジカルアセスメント

　その人にとって、どれくらいの水分が必要なのか、必要水分量を知ることが大切です。一般的には1日2,500mLの水分が必要とされていますが、体格によって個人差もあるため、まずは必要水分量を算出しましょう。必要水分量は「現体重（kg）× 30 ～ 40mL/ 日」[1] という算出式があります。体重60kgの人では1,800 ～ 2,400mLです。ただし、これはあくまでも目安です。算出式自体も体重あたり30 ～ 40mLと幅があるので、一度設定したものをそのまま継続するのではなく、皮膚の状態や尿量、排便状況など全身状態を観察して脱水の有無を確認する必要があります。脱水を確認するためのフィジカルチェックを表に示します。

脱水予防・改善のための食事の工夫

水分の多いおやつを取り入れる

　私たちは、飲水だけではなく日常の食事からも水分を摂取しています。高齢者では食事量自体が不足することで摂取水分が不足することがあるため、十分な食事量の確保と水分量の多い食事を心がけましょう。主食が米飯の場合、「エネルギー量（kcal）× 0.8 ＝水分量（mL）」と考えます[2]。日々

表　脱水のフィジカルチェック

- 口の周りや口腔内の乾燥はないか？
- わきの下が乾燥していないか？
- 唾液量の極端な減少はないか？
- 皮膚の乾燥や皮膚の弾力性の低下はないか？
- 疲労感や脱力感がないか？
- 食欲の低下はないか？
- 尿量の減少はないか？（便秘がちではないか？）
- 血圧の低下や頻脈はないか？

- 手の甲の皮膚をつまんで離す。3秒以内に皮膚が戻るか？（ツルゴール反応）
- 指の爪を押して離す。白く退色した部分の血流がすぐに戻るか？

の食事摂取量を確認し、不足している可能性がある場合は喫食率低下の原因をアセスメントして、食事摂取量の維持に努めます。主食を水分の多い粥にすることでも水分摂取量は増やせますが、エネルギーなど栄養価が下がるため、必要エネルギー量や必要栄養量の充足にも注意します。また、喫食量低下には個人の嗜好も関係します。好みの食事、味つけなどへの配慮も必要です。

間食を上手に活用して水分補給を行うこともおすすめです。ゼリー、プリン、ヨーグルト、アイスクリームなど、水分を多く含み、エネルギーやたんぱく質を補える食品を「おやつ」として提供すると、摂取がすすむこともあります。

水分補給は時間を決めてこまめに行う

高齢者では感覚機能の低下からのどの渇きを感じにくくなっています。1時間に1回、100mL程度でよいので、意識的な水分摂取を促しましょう。仮に14時間起きているとすると1,400mLの飲水が確保できる計算になります。また、就寝中に不感蒸泄などで脱水を起こすこともあるため、就寝前にも100mL程度の飲水をすすめます。また、夜間トイレに起きた際にも同量程度の水分摂取をすすめましょう。

摂食嚥下障害がある場合

摂食嚥下障害があると食事量だけでなく、水分でむせるため飲水量も減ります。摂食嚥下障害のアセスメントを行い、適切な食形態で提供します。水分や汁ものにとろみをつけて、安心して摂取できるような配慮も必要です。1週間以上喫食量や水分摂取量が低下している場合には、早めに輸液などによる対処も検討します。脱水はさらなる食欲低下をまねき、悪循環となる場合があります。

引用・参考文献
1）　日本静脈経腸栄養学会編．"栄養投与量の決定"．静脈経腸栄養ガイドライン．第3版．東京，照林社，2013，140-8．
2）　森茂雄．"水②水分量の設定"．"超"実践！高齢者の栄養ケア：病院・高齢者施設でいかせる．大阪，メディカ出版，2022，38-41．

MEMO

高齢者の
排尿・排便障害

高齢者の排尿障害の原因は何？

高岡駅南クリニック院長　**塚田邦夫** つかだ・くにお

point!

膀胱は 300 〜 400mL の尿をため、排尿時にはすべての尿を排出するが、排尿障害は膀胱と尿道の収縮と弛緩のバランスがくずれることで発症する。

蓄尿障害の原因には、神経因性膀胱、生活習慣病、尿路感染症、便秘、膀胱の老化現象、膀胱結石や膀胱がん、カフェイン摂取、喫煙、アルコール摂取、運動不足、薬剤の副作用などがあげられる。

高齢男性の尿排出障害は前立腺肥大症が多く、70 歳で 80% である。男女ともに、神経因性膀胱、骨盤臓器脱、骨盤内臓器の手術後、尿道狭窄、膀胱頸部硬化症、便秘、薬剤の副作用などが原因である。

膀胱のしくみ

　膀胱は 300 〜 400mL の尿をためることができ（蓄尿期）、排尿時にはすべての尿を排出します（排尿期）。蓄尿期では膀胱は無意識に収縮することはなく、尿道括約筋により尿道は閉鎖され腹圧がかかっても尿が漏れることはありません。排尿期には、尿道括約筋は弛緩して尿道が広がるとともに膀胱は持続的に収縮して排尿を完了します。排尿障害は、このような膀胱の弛緩・収縮と、尿道の閉鎖・弛緩のバランスがくずれることで発症し、蓄尿障害と排出障害に分類されます。

排尿障害の分類

蓄尿障害

尿をためておくことができなくなる障害で、膀胱収縮が過敏に反応することや、尿道の閉鎖圧の低下などで起こります。

蓄尿障害は排尿を意図するまで一定量の尿を膀胱に蓄えられない状態で、症状としては「頻尿」「尿意切迫」「遺尿症（自分の意思とは無関係に尿が出てしまうこと）」「尿失禁」などがあります。これらの症状は高齢者に多くみられます。

尿失禁には、咳やくしゃみ、重いものをもつなど腹圧がかかると漏れる「腹圧性尿失禁」、蓄尿時に膀胱が勝手に収縮し急な尿意をがまんできず漏れる「切迫性尿失禁」、腹圧性尿失禁と切迫性尿失禁の両方がある「混合型尿失禁」があります。

尿失禁の分類とは別に、膀胱が過敏になって、尿が十分たまっていなくても不随意に収縮し、尿意切迫感や頻尿、切迫性尿失禁のある状態を「過活動膀胱」とよびます。日本排尿機能学会が2023年、一般市民を対象に行った調査の結果、過活動膀胱の有病率は40歳以上で13.6%、70歳以上では20%強だとされています。

排出障害

排出障害には、膀胱がきちんと収縮しないため尿を排出できない「膀胱収縮障害」によるものと、尿路が狭くなり尿を排出できない「尿路通過障害」によるものがあります。

排出障害は尿意があって排尿しようとしても円滑な排尿ができない状態で、症状としては「排尿困難」「尿勢低下」「尿線分裂・尿線散乱（尿線が排尿中に飛び散る）」「排尿遅延」「腹圧排尿」「尿閉」「終末滴下（切れが悪い状態）」「残尿感」「排尿後尿滴下（排尿後下着を着けてから尿が少し漏れてくる）」などがあります。

排尿障害の原因

蓄尿障害の原因

尿をためておくことができなくなる原因として、膀胱の運動をコントロールする神経が傷害される神経因性膀胱（糖尿病、脊髄疾患、脳血管疾患、パーキンソン病、二分脊椎などで起こる）、肥満やメタボリックシンドロームなどの生活習慣病による膀胱の血流障害、尿路感染症、便秘、加齢による膀胱の老化現象、膀胱結石や膀胱がん、過剰なカフェイン摂取、喫煙、アルコール摂取、運動不足、薬剤の副作用などがあげられます。

第5章　高齢者の排尿・排便障害

◤◢ 排出障害の原因

　高齢男性の尿排出障害では、前立腺肥大症が頻度の高い原因疾患で、60歳で60%、70歳で80%といわれています。女性においても尿排出障害はまれではなく、神経因性膀胱、骨盤臓器脱（子宮脱、膀胱脱）、骨盤内臓器の手術後（直腸がん、婦人科がん）、尿道狭窄、膀胱頸部硬化症、便秘、薬剤の副作用などが原因となります。

＊　＊　＊

　以上のように、排尿障害には蓄尿障害と排出障害があり、それぞれで発症のメカニズムが異なっています。排尿障害の症状も複合してみられ、多くは複数の原因をもっています。その結果、似たような症状でも、症状だけから原因を特定するのは困難な例が多くなります。

高齢者の排尿障害の予防はどうすればいいの？ 治療・対処法はどうするの？

高岡駅南クリニック院長　塚田邦夫　つかだ・くにお

point!

- 排尿障害の予防・治療には、適切な水分摂取、膀胱訓練、骨盤底筋訓練など生活習慣の改善を行う。
- 排尿障害では検尿を行い、排尿日誌をつけてもらい、可能であれば超音波検査で残尿量の測定をする。
- 排尿障害を起こしやすい薬剤や飲みものの確認を忘れず、薬剤療法や手術療法を検討する。

排尿障害の評価

　排尿障害の予防・治療を行うためには、患者の排尿障害の評価からはじめます。まず行うのが検尿で、尿感染や血尿の有無を確かめます。また可能であれば超音波検査で残尿量を測定します。尿潜血陽性なら尿路感染症や膀胱がんなどを疑い、可能であれば尿培養検査や時に尿細胞診検査を追加します。尿路感染症を疑った場合、抗菌薬の投与と水分摂取法の指導を行います。超音波検査で残尿を50mL以上認める場合は「排出障害あり」と診断します。過活動膀胱の症状があっても残尿を認める場合、安易な薬物療法開始は慎むようにします。

水分摂取の適正化

　すべての排尿障害に共通してすすめるのは、生活習慣の改善です。なかでも便秘は尿失禁や排尿困難の原因になります。便秘の多くは脱水を伴っているため、いきなり下剤を処方することは控え、表1のように指導します。水分がとれていても便秘をする場合は、刺激性下剤は避け、膨張性下剤か浸透圧性下剤をすすめます。筆者は第一選択としてモビコール®配合内用剤にしています。

表1　患者指導の実際

「水分はおもに筋肉にたまり、貯蔵限度があります。また水分摂取後2時間くらいから脱水がはじまります。水分は貯蔵限度を超えず、かつ脱水を起こさないように飲んでいきましょう」

「したがって、高齢者では1時間に1回、50～100mL以内の水分をとるのが理想です。しかし、カフェイン飲料は利尿作用があるので、この水分量には含めません。飲み忘れることがあるかもしれませんが、2時間以上は開けないようにしてください」

表2　膀胱訓練と骨盤底筋訓練

- 膀胱訓練：排尿時間をあらかじめ決めて、その時間に排尿する習慣をつける。また、排尿間隔を少しずつ長くするようにする。
- 骨盤底筋訓練：骨盤底はハンモックのような筋肉でできており、肛門、（腟）、尿道が貫いている。骨盤底筋訓練は、肛門を締めたり緩めたりする訓練で、尿道括約筋の訓練になる。肛門をもち上げるように締め、5つ数える。その後、力を抜いて肛門を休める。これを3分間くり返す。周囲に人のいないところで、テレビなど気が散るものを消して、肛門に集中する。習慣化するために毎日時間を決めて実施する。時間を決めないと毎日いつやろうかと考えるだけで疲れて、継続できなくなるため。

表3　排尿障害に関係する薬剤および飲みもの

- 排出障害を起こしやすい薬：排尿障害治療薬、頻尿・過活動膀胱治療薬、抗精神病薬、抗うつ薬、抗不整脈薬、市販の総合感冒薬など
- 蓄尿障害を起こしやすい薬：認知症治療薬、前立腺肥大治療薬、降圧薬、狭心症治療薬、抗悪性腫瘍薬、抗アレルギー薬など
- 排尿障害を起こしやすい薬：筋弛緩薬、抗不安薬など
- トイレが近くなる飲みもの：コーヒー、オレンジジュース、緑茶、ウーロン茶など

排尿障害の把握

　患者の排尿状態を把握するのに、「排尿日誌」の記録はたいへん助けになります。排尿日誌は、排尿回数、1回排尿量、尿失禁回数がわかり、それに超音波検査による残尿量が得られれば、ほとんどの例で排尿障害の状況を推察できます。排尿回数が多く失禁もみられる蓄尿障害においては、膀胱訓練と骨盤底筋訓練を行います（表2）。

排尿障害の治療

薬物療法

●前立腺肥大症

　高齢男性に排出障害を起こす前立腺肥大症では軽く腹圧をかけて排尿し、尿を出し切るようにします。薬物療法としては、前立腺の縮小、尿道の拡張をもたらすα_1遮断薬（タムスロシン塩酸塩：ハ

ルナール®D錠など）が多く用いられています。尿意切迫や尿失禁などの症状改善も期待できます。神経因性膀胱にも効果のあるウラピジル（エブランチル®カプセル）も選択されます。平滑筋の弛緩と膀胱血流増加作用のあるタダラフィル（ザルティア®錠）なども使われるようになりました。

●過活動膀胱

　膀胱が不随意に収縮する頻尿・過活動膀胱治療薬としては、膀胱の過剰な収縮を抑える抗コリン薬（プロピベリン塩酸塩：バップフォー®錠など）や、膀胱を広げ尿道を縮めることで尿を蓄えやすくするβ_3受容体作動薬（ミラベグロン：ベタニス®錠など）が使われています。男性では、前立腺肥大症に用いるα_1遮断薬と併用します。

　そのほか注意する薬剤、飲みものは表3に示します。

◥◣ 手術療法

　蓄尿障害には尿道をつり上げる手術やコラーゲンを注入する手術などがあります。排出障害には、カテーテル留置などのほか、前立腺を削る、側方へ引っ張るなどの手術があります。

排尿回数を気にして水分摂取を嫌がる高齢者にはどのように対応すればいいの？

愛知県厚生農業協同組合連合会豊田厚生病院栄養管理室課長　**森茂雄** もり・しげお

- 現状の排尿回数や時間を把握する。
- 必要水分量の目安を明確にする。
- 水分摂取をこまめに促す。

頻尿とは

　尿が近い、尿の回数が多い症状を頻尿といいます。朝起きてから就寝までの排尿回数は8回以上が目安とされますが、同じ人でも排尿回数は条件によって変化するため、一概に「何回以上だから頻尿」とはいえません[1]。

　頻尿の原因はさまざまですが、基礎疾患があればその治療を行うことが原則です。膀胱炎や前立腺炎などの尿路感染症は、膀胱の知覚神経が刺激されて頻尿になるため、「頻尿→トイレに行きたくない→水分摂取を減らす→尿路感染症」という悪循環に陥ることがあります。たかだか尿路感染症と思いがちですが、高齢者では基礎疾患を有した複雑性尿路感染症が多く、免疫低下も重なり重篤化しやすいため注意が必要です[2]。

現状の排尿回数と時間を把握する

　まずは、1日の排尿回数と時間を排尿日誌などで記録します。頻尿の訴えがどの時間帯なのかを把握しておくことで、適切なケアに結びつけられます。また、夜間の排尿回数が多いという訴えも珍し

項目	内容	備考
味	飲水物の種類を変える。（例：お茶、コーヒー、スポーツ飲料、レモン水、りんごジュース、経口補水液）	味を変えると飲水量は増えやすい。味がないものは飲みづらい。レモン水、りんごジュースは口腔内がベタつかないので飲水がすすみやすい
温度	温める、常温にする、冷やす、氷を浮かべる	好みの温度を確認する。生活スケジュールにあわせて変更する
食事	①食事に汁ものを提供する②ゼリーや寒天などを取り入れる③うす味にしすぎない	①汁もので飲水量を確保する②デザートにすると比較的良好に摂取可能③味がうすいと水分摂取がすすまない
コップ・器	容器の種類を変えて提供する	見た目が変わると飲水もすすみやすい
飲水の声かけ	①味見してもらえませんか？②コーヒーとお茶ではどちらがよいですか？	①味見であれば、一口はすすめられる②複数から選択してもらう、飲みものは好みが分かれやすい
環境	①いつでも手の届く位置に飲みものを置く②水分摂取の時間を設ける③内服時に飲水する④スタッフも一緒に飲水する	①飲めるときに飲めるようにする②10時、15時、レクリエーション、リハビリテーション前後など③内服の際に飲水量を少し増やす④スタッフが一緒に飲むと飲水がすすみやすい「乾杯！！」「○○さん、一緒に飲みましょう」など

くありません。夜間頻尿は加齢とともに増加し、睡眠障害と関係することから治療の対象です[3]。

必要水分量の目安を把握する

　必要エネルギーの目安は立てられていても、必要水分量の目安までは設定されていないことが多いです。とくに女性は尿路感染症になりやすいので、必要量の目安を数値化しておくことが大切です。高齢者の水分摂取の目安は、「現体重（kg）× 30mL」という指標から過不足を調整する方法があてはめやすいです[4]。尿路感染症であれば、それに 500mL/ 日を追加するとわかりやすいです。

水分摂取を促すケア

　嫌がる高齢者に対して、「飲まないとだめですよ！」と、脅したり命令するような口調になることは避けてください。スタッフ間でケアの方針が一貫していないと、管理栄養士が不在の土日に食事と飲水量が減ることがよくあります。

　現場で工夫してとり入れられる方法を紹介します（表）。コンビニエンスストアにたくさんの種類の

お茶が売られているように、飲みものの好みは人によりさまざまです。コストの関係もあり、病院や介護施設で提供されるお茶は、万人がおいしいと感じるものだとは限りません。

「利尿作用があるためコーヒーや緑茶はだめだ」という意見はありますが、疾患の影響がなければ、アルコール以外で各自が飲み慣れているものであれば基本的には構わないと考えます。味がないものが飲みづらいと感じる人は多く、経口補水液もしょっぱくて少し甘いから飲めるのです。飲みものの種類は、飲むことによる悪影響と飲まないことによる悪影響を比較して選択します。水分摂取は生活習慣の一部であるため、若いころから積極的に水分を摂取していなかった人は、高齢になっても水分摂取をしないことが多いです。水分は1回で大量にとっても尿として排泄されてしまうので、こまめに、口を湿らす程度に分けて摂取するとよいでしょう。

引用・参考文献
1) 日本泌尿器科学会. 尿が近い，尿の回数が多い：頻尿. (https://www.urol.or.jp/public/symptom/02.html, 2023年12月閲覧).
2) 東郷容和ほか. 尿路性器感染症. 日本臨牀. 80 (6), 2022, 947-53.
3) 山口健哉. 夜間頻尿と睡眠障害. 日大医学雑誌. 79 (6), 2020, 361-7.
4) 森茂雄. "栄養基準量の算出：水②水分量の設定". "超"実践！高齢者の栄養ケア：病院・高齢者施設でいかせる. 大阪, メディカ出版, 2022, 38-41.

Q29 高齢者の便秘の原因は何？

愛知県厚生農業協同組合連合会豊田厚生病院栄養管理室課長　森茂雄 もり・しげお

point!

便秘に対する新しい概念が示された。

便秘になる要因は多岐にわたるため、チームでの対応が必要である。

摂取されたものが排泄されるまでの、一連の過程で評価する。

慢性便秘症とは

『便通異常症診療ガイドライン 2023：慢性便秘症』において、便秘は「本来排泄すべき糞便が大腸内に滞ることによる兎糞状便、硬便、排便回数の減少や糞便を快適に排泄できないことによる過度な怒責（いきんで力を入れること）、残便感、直腸肛門の閉塞感、排便困難感を認める状態」と定義されています[1]。慢性便秘症は高齢者に多く、上記の便秘が慢性的に続くことで日常生活に影響をおよぼす症状を来すもので、検査、食事、生活指導、薬物療法といった治療が必要な病態です。慢性便秘症の診断基準を簡単にいうと「自発排便が週3回未満」「兎糞状または硬便」「排便時のいきみや残便感がある」です。

　慢性便秘症は、表1のように分類されます。ポイントは、慢性便秘症には「排便回数減少型」と「排便困難型」の2つの病態が存在することです。今までなんとなく便秘をひとくくりにしていたものを分類して対策するには、便の性状や回数、出しづらさといった点を、医師や看護師をはじめとした多職種で評価してかかわることが重要です。

表1 慢性便秘症の分類

一次性	便秘型過敏性症候群		機能性便秘症と便秘型過敏性腸症候群は連続した範囲で考えられる疾患であり、明確な鑑別が困難
	機能性便秘症	大腸通過正常型	現時点で大腸通過時間を正確に評価できる様式は存在しない
		大腸通過遅延型	
		機能性便排出障害	機能性便秘症および便秘型過敏性腸症候群に合併する一つの病型
	非狭窄性器質性便秘症	小腸・結腸障害型	腸管の形態変化を伴うもの、正常から明らかに逸脱する消化管運動障害を伴う慢性便秘症が含まれる（例：慢性偽性腸閉塞症）
		器質性便排出障害（直腸・肛門障害型）	例：直腸瘤
二次性	薬剤性便秘症		制吐薬、抗コリン薬、向精神薬、抗パーキンソン病薬、化学療法薬、循環器作用薬、利尿薬、止痢薬、制酸薬、鉄剤、NSAIDs など
		オピオイド誘発性便秘症	例：医療用麻薬であるモルヒネ、オキシコドン、コデインリン酸塩水和物など かならずしも機能性便秘症および非狭窄性器質性便秘症と区別できない
	症候性便秘症		例：糖尿病、甲状腺機能低下症、強皮症、パーキンソン病 かならずしも機能性便秘症および非狭窄性器質性便秘症と区別できない
	狭窄性器質性便秘症		例：大腸がん、腸管炎症

症状による分類	概要
排便回数減少型	便が出ない
排便困難型	便が出せない

表2 便秘の原因となりうる例

要因	概要
消化管の運動不全	大腸通過遅延、消化管全体の運動不全、結腸機能障害、直腸肛門機能障害が関与
直腸感覚閾値の上昇	糞便を快適に排泄するための便意を感じづらくなる
基礎疾患	糖尿病、甲状腺機能低下症、うつ病や統合失調症などの精神疾患、パーキンソン病、脊髄障害、消化管の腫瘍（大腸がん）や狭窄、痔核、直腸脱など
機能性消化管疾患の合併	機能性ディスペプシア、胃食道逆流症の合併
薬剤	制吐薬、抗コリン薬、向精神薬、抗パーキンソン病薬、オピオイド（医療用麻薬）、化学療法薬、循環器作用薬、利尿薬、止痢薬、制酸薬、鉄剤、NSAIDs など
加齢	加齢とともに有病率が増加、若年では女性が多いが高齢になると男性も増加する
運動量、筋力不足	活動性の低下、生活不活発を予防する。過度なベッド上の安静を避ける
食事内容	食事量の低下、油の不足、食物繊維の不足などで便の材料が不足する
水分不足	水分摂取量の低下、食事摂取量の不足、水分摂取の習慣がない、嚥下障害など
腸内環境	プレバイオティクス、プロバイオティクス、シンバイオティクスを活用する
心理的異常	うつや不安などの心理的異常は便秘になりやすいとされる

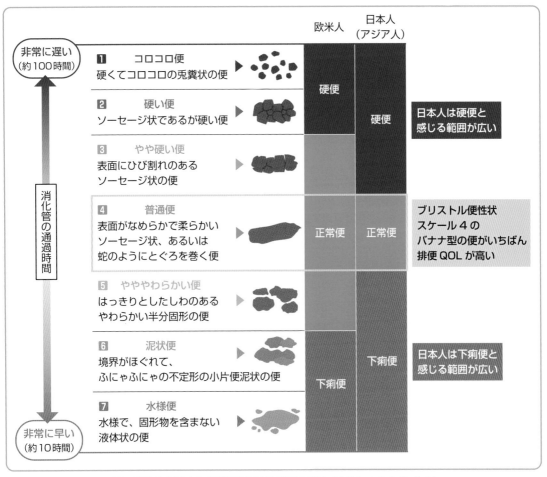

図　**欧米人と日本人の排便に対する感覚の違い**（文献 2、3 を参考に作成）

便秘の原因となる薬物

　慢性便秘症の原因になる例を示します（表 2）。とくに注意したいのは薬剤です。薬物療法は、便秘治療の中心となる一方で、便秘の原因になることも多いです。抗コリン薬、向精神薬およびオピオイド（医療用麻薬）は高頻度に便秘をひき起こします[1]。抗コリン薬は蠕動運動や腸液分泌を抑制するため便秘をひき起こし、向精神薬も抗コリン作用を有しているものは便秘を誘発します。オピオイドは、各消化管臓器における消化酵素の分泌と蠕動運動が抑制されることで便秘になります。咳止めとしてよく処方されるコデインリン酸塩水和物も、内服中は便秘に注意が必要です。

　たかだか便秘と侮ってはいけません。慢性便秘症は心血管疾患の発症と死亡リスク、パーキンソン病と腎疾患の発症リスク上昇に関与するため、長期予後に影響を与える可能性があります[1]。

　排便でスッキリとした状態へ導き、高齢者の生活の質（quality of life；QOL）を改善し、それを

維持することが目標です。排便に関する感覚は欧米人と日本人で異なりますが、一般的に排便QOLをいちばん高くするのは、バナナ型の便だと考えられます（図）[2, 3]。実際に便をみて確認（観便）している管理栄養士は少ないと思いますが、状況に応じて実施する必要もあります。

　栄養ケアは、栄養摂取したものが排泄されるまでを評価することが重要です。便秘や下痢の解釈は人によってあいまいであることも多いので、ブリストル便性状スケールなど客観的な指標を用いた評価が望ましいです。

引用・参考文献
1) 日本消化管学会編. 便通異常症診療ガイドライン2023：慢性便秘症. 東京, 南江堂, 2023, 144p.
2) Gwee, KA. et al. Asian consensus on irritable bowel syndrome. J. Gastroenterol. Hepatol. 25 (7), 2010, 1189-205.
3) Ohkubo, H. et al. Relationship between Stool Form and Quality of Life in Patients with Chronic Constipation : An Internet Questionnaire Survey. Digestion. 102 (2), 2021, 147-54.

Q 30 高齢者の便秘の予防はどうすればいいの？治療・対処法はどうするの？

愛知県厚生農業協同組合連合会豊田厚生病院栄養管理室課長　**森茂雄** もり・しげお

- 運動、食事、薬剤、そのほかのケアを組み合わせて対応する。
- 食事や水分摂取量を含めた、排便を促す献立作成と、腸内環境改善を促す栄養ケアをとり入れる。
- 薬剤やそのほかのケアの実施状況を踏まえて栄養ケアを行う。

運動

便秘に対する運動療法は、現時点では明確なエビデンスがあるとはいえないようです。しかし経験として、寝たきりや動かない状態であれば、少しでも起きている時間を増やしたり日常で動く時間をつくることで、筋力や体力が向上し、排便姿勢や便を排出する力に影響します。

排便時は、オーギュスト・ロダンの彫刻「考える人」のような姿勢をとることが望ましいです。

食事

「便秘には食物繊維」というイメージがあります。しかし、高齢者がきのこや海藻などの食品で食物繊維を大量にとることはむずかしいですし、過剰摂取になれば腸閉塞のリスクにもなるので現実的とはいえません。慢性便秘症と食物繊維摂取量についてはかならずしも相関がみられず、食物繊維摂取が有効な場合は、摂取量が不足している場合のみであると報告されています[1]。食物繊維のうち、わが国において報告が多いグアーガム分解物（partially hydrolyzed guar gum；PHGG）は、慢性便

図　プロバイオティクス・プレバイオティクス・シンバイオティクス

秘症に対して排便回数を有意に増加させるとともに、便秘薬の使用量を有意に減少させることが示されています[2]。

　食物繊維を多くとったうえでの水分摂取は、排便回数を増加させることが示されています[2]。水分摂取（Q28、100ページ）と共通することも多いですが、介護食用のゼラチンや寒天でゼリーなどを調理し、水分と食物繊維を同時に摂取させることも排便管理に役立ちます。

　また、日本人に対しては、小麦よりも米や豆類由来の食物繊維が多く含まれる食事や、キウイフルーツやプルーン、ヨーグルトなどの乳酸菌食品も有効[2]とされており、施設の食事や間食にとり入れることも一つの方法です。ヨーグルトはプロバイオティクスの観点（図）からも有効と考えられますが、薬剤による投与も可能であることから、積極的に薬剤の使用も検討しましょう。

薬剤

　薬剤は下剤（浸透圧性・刺激性・膨張性）、上皮機能変容薬、消化管運動機能改善薬、胆汁酸トランスポーター阻害薬、漢方薬などを用います[3]。便をやわらかくする酸化マグネシウム製剤は、腎疾患患者や高齢者が長期服用すると高マグネシウム血症になるため注意が必要です。酸化マグネシウムは水分を含むことで効果を発揮するため、水分が十分摂取されていることを確認しましょう。

そのほかのケア

　痛み、拘縮、睡眠不足、侵襲などで交感神経が優位になっているのであれば、副交感神経が優位になるようにケアを行います。不安や抑うつに対する心理療法が有効となるケースもあるので、管理栄養士もベッドサイドで患者の訴えを傾聴することが大切です。それでも排便が促せない場合には、浣腸、摘便、逆行性洗腸法、腹部マッサージなどを行います。これらを実施するかどうかによって、患者の心身への負担が変わってきます。多職種で情報共有して排便管理に臨みましょう。

引用・参考文献
1) Leung, L. et al. Chronic constipation : an evidence-based review. J. Am. Board Fam. Med. 24 (4), 2011, 436-51.
2) 日本消化管学会編. "慢性便秘症に生活習慣の改善や食事指導・食事療法は有効か？". 便通異常症診療ガイドライン2023：慢性便秘症. 東京, 南江堂, 2023, 71-3.
3) 森茂雄. "症例でわかる患者・利用者の不調の原因：症例③嘔気・嘔吐". "超" 実践！ 高齢者の栄養ケア：病院・高齢者施設でいかせる. 大阪, メディカ出版, 2022, 128-36.

第5章 高齢者の排尿・排便障害

Q 31 高齢者の下痢の原因は何？

福島県立医科大学会津医療センター附属病院栄養管理部主任栄養技師　**小林明子** こばやし・あきこ

point!

下痢の定義を把握する。

ブリストル便性状スケールなどを用いて便を客観的に評価する。

下痢の原因は、ていねいに問診を行い検討する必要がある。

下痢の定義・評価

　高齢者は、感染症、疾患由来、薬剤などの原因が重なり下痢を発症しやすいです。また、容易に脱水、電解質異常、血管虚脱に陥り重症化することがあります。

　下痢の定義は、世界保健機関（World Health Organization；WHO）による「24 時間で 3 回以上（一般的に普通より多い）の軟便ないし水様便の排泄」[1]、わが国で汎用される「1 日あたりの排便量が 200g を超える場合」などがあります。実臨床では、野菜など食物繊維の多い食事をとると糞便が 200g を超えることがあり、また、がん化学療法中には、1 日 3 回程度の軟便は許容範囲と認識される場合もあります。一方で、失禁のリスクや腹痛が続く場合は、回数や量によらず下痢と認識されるなど、患者の症状や主訴を含めて評価されます。米国感染症学会のガイドラインでは、症状の持続期間ごとに、7 日未満は急性、7 ～ 29 日は遷延・持続性、30 日以上は慢性と分類されており、症状とともに原因検索の参考となります。

　なお、1997 年に英国ブリストル大学で開発された「ブリストル便性状スケール」（図）[2] は、便の性状を数値化して評価するツールです。情報共有するうえで有用性が高く、広く用いられています。

便秘	1	コロコロ便		硬くてコロコロの兎糞状の便
	2	硬い便		ソーセージ状であるが硬い便
正常※	3	やや硬い便		表面にひび割れのあるソーセージ状の便
	4	普通便		表面がなめらかでやわらかい ソーセージ状、あるいは蛇のようなとぐろを巻く便
	5	やややわらかい便		はっきりとしたしわのあるやわらかい半固形状の便
下痢	6	泥状便		境界がほぐれて、ふにゃふにゃの不定形の小片便 泥状の便
	7	水様便		水様で、固形物を含まない液体状の便

図　**ブリストル便性状スケール**（文献2を参考に作成）

※正常は3～5とされているが、欧米人では3を「正常」と感じる人が多く、日本人では「便秘」と感じる人が多いとの報告もある。

第5章　高齢者の排尿・排便障害

下痢の原因

下痢の原因は感染症、食中毒、薬剤、食事性因子、手術など多岐にわたります[3]。

急性下痢の原因

高齢者の急性下痢の原因でもっとも多いものは感染性腸炎です。健常成人では、ウイルス性腸炎の多くは自然軽快し、細菌性腸炎も抗菌薬を使用せず治癒する場合が多いとされます。しかしその一方で、高齢者では重症化しやすいことが知られています[4]。また、高齢者は肺炎や尿路感染などの感染症に罹患しやすく、抗菌薬の投与による腸内細菌叢の攪乱や、*Clostridioides difficile* 感染から偽膜性腸炎を発症して下痢が遷延することがあり、脱水や臓器障害のリスクが高いことにも注意が必要です[5, 6]。寄生虫や食中毒も原因となり、とくに出血性病原性大腸菌 O-157：H7 感染症は、高齢者で感染・発症率、死亡率が高いことが知られています[6]。

慢性下痢の原因

慢性下痢の原因は、炎症性腸疾患（クローン病、潰瘍性大腸炎）、過敏性腸症候群、消化管術後、腫瘍や内分泌疾患、薬剤などがあげられます。とくに、複数の併存疾患を有する高齢者ではポリファーマシーのリスクが高くなります。たとえば、プロトンポンプ阻害薬の服用による顕微鏡的大腸炎があ

ります。また、ランソプラゾール、NSAIDs、チクロピジン塩酸塩などは collagenous colitis に影響します。Collagenous colitis とは、大腸被蓋上皮下に collagen band が沈着して慢性の非血性水様下痢を呈するもので、欧米より頻度は少ないものの、わが国では高齢女性に多く薬剤起因性の割合が高い[7] と報告されています。

◣◣ そのほかの注意点

そのほかに、食物アレルギーや乳糖不耐症のある人が原因となる食品を摂取している、便秘の不快な症状を避けるため漫然と下剤を使用している、心理的負荷の影響などが下痢の原因としてあげられます。また、ブリストル便性状スケールで5相当の便を下痢と感じる人がいるため、便性に対する認識も考慮する必要があります。

下痢の原因は、感染症、疾患、薬剤、食習慣、心理的負荷の影響や認識の相違なども念頭におき、食生活、病歴、排便状況などをていねいに問診し、検討しましょう。

引用・参考文献
1) WHO. Diarrhoeal disease. (https://www.who.int/en/news-room/fact-sheets/detail/diarrhoeal-disease, 2024年3月閲覧).
2) Lewis, SJ. et al. Stool form scale as a useful guide to intestinal transit time. Scand. J. Gastroenterol. 32 (9), 1997, 920-4.
3) MSDマニュアルプロフェッショナル版ホームページ. (https://www.msdmanuals.com/ja-jp/プロフェッショナル/01-消化管疾患/消化管疾患の症状/下痢, 2024年3月閲覧).
4) 朴澤憲和ほか. 老年症候群の非薬物療法と薬物療法 嘔気・嘔吐, 下痢 (脱水). 月刊薬事. 61 (15), 2019, 2812-7.
5) 松岡克善ほか. 下痢と便秘のメカニズム. レジデント. 4 (11), 2011, 6-12.
6) 正田良介. 高齢者消化管疾患の今日的課題：高齢者の便通異常の成因と対策. Geriatric Medicine. 47 (5), 2009, 587-92.
7) 清水誠治. 薬剤起因性 collagenous colitis の実態と内視鏡診断. 60 (11), 2018, 2357-68.

高齢者の下痢の予防はどうすればいいの？
治療・対処法はどうするの？

社会医療法人ジャパンメディカルアライアンス海老名総合病院医療技術部栄養科科長代理

齊藤大蔵 さいとう・だいぞう

- ブリストル便性状スケールにより下痢の情報を共有し、早期発見につなげる。
- 低FODMAP食、プロバイオティクスなど腸管を使用した下痢へのアプローチがある。
- 多職種協働で排便ケアを実行することが大切である。

高齢者における下痢の原因と評価

下痢は「便形状が軟便あるいは水様便、かつ排便回数が増加する状態」と定義され、「4週間以上持続または反復する下痢のために日常生活にさまざまな支障を来した病態」が慢性下痢症と定義されています[1]。慢性下痢症は「薬剤性下痢症」「食物起因性下痢症」「症候性（全身疾患性）下痢症」「感染性下痢症」「器質性下痢症（炎症性や腫瘍性）」「胆汁酸性下痢症」「機能性下痢症」「下痢型過敏性腸症候群（下痢型IBS）」の8つに分類されます。下痢の原因は非常に多岐にわたるため、原因検索に難渋することが多くなります。今回は管理栄養士が下痢の予防・対処法として介入できるものに焦点をあてていきます。

下痢の定義は便性状と便回数の増加となりますが、便性状を表す用語として軟便、泥状、水様便などがあります。これは管理栄養士間、多職種間で認識にずれが生じやすく、便性状に関してはブリストル便性状スケール（bristol stool form scale；BSFS）を用いて、タイプ6、7を下痢便とし共通認識をもつのがよいでしょう（111ページ、図）。多職種で下痢の評価を共有することで、早期の下痢に対するアプローチが可能になります。

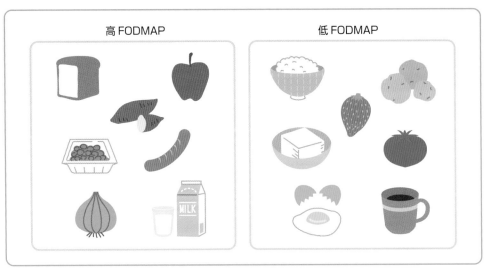

図　**低 FODMAP 食の一例**

FODMAP とは、発酵性の（fermentable）4 種類の糖質（oligosaccharides：オリゴ糖、disaccharides：二糖類、monosaccharides：単糖類、[and] polyols：ポリオール）の頭文字の略称である。

栄養介入による下痢予防と管理

　下痢の原因は多岐にわたります。そのため、下痢の予防、対処では前提として食事や栄養剤の変更だけではなく、多職種で取り組むことが重要であることを前置きしておきます。また、腸管の炎症や器質的な原因によって下痢が起こっている場合、絶食管理が適切な場合もあるため、その点は注意が必要です。そのうえで腸管を使用した介入について紹介します。慢性下痢症に対して発酵性の糖質摂取を減らした食事（低 FODMAP 食）があります（図）。コーヒーやエナジードリンクなどのカフェイン入り飲料を控える、乳糖不耐症の人は乳製品を控えるなどの食事介入により下痢が改善する場合があります。

　また、病院では抗菌薬に関連した下痢（antibiotic-associated diarrhea；AAD）やクロストリジオイデス・ディフィシル（*Clostridioides Difficile*；CD）感染による腸炎に遭遇することも多々あります。AAD や CD 感染ではプロバイオティクスの有用性が報告されています[2]。これらの下痢は CD の感染力が非常に高いため、CD 感染の患者だけではなく、感染による下痢を予防する観点から管理栄養士も感染対策を講じる必要があります。

医療チームとしての協働と患者ケア

　下痢では便性状の確認が重要になります。そのため、素早く情報をキャッチするためには看護師や

介護士との連携が重要です。また、下痢に関連する薬剤として抗がん薬、抗菌薬、プロトンポンプ阻害薬、オルメサルタン、下剤などがあげられ、薬剤師の力も重要です。さらに、下痢に対する薬剤調整なども下痢対策として考えられます。適切な患者ケアのために、食事だけでなく多職種協働で排便ケアを実行していくようにしましょう。

引用・参考文献
1) 日本消化管学会編. "下痢はどのように定義されるか？ また慢性下痢症はどのように定義されるか？". 便通異常症診療ガイドライン 2023：慢性下痢症. 東京, 南江堂, 2023, 2-3.
2) 日本化学療法学会ほか. Clostridioides difficile 感染症診療ガイドライン 2022. 感染症学雑誌. 97 (Supplement), 2023, S1-S96.

第5章
高齢者の排尿・排便障害

便秘と下痢をくり返す高齢者には
どのように対応すればいいの？

社会医療法人ジャパンメディカルアライアンス海老名総合病院医療技術部栄養科科長代理

齊藤大蔵 さいとう・だいぞう

高齢者施設の調査では下痢、便秘ともに発生し、緩下薬、刺激性下剤など排便を促す薬剤が多く使用されている。

便秘治療による下痢を特定する必要がある。

食事療法として食物繊維、水分の摂取やプロバイオティクスを用いるアプローチがある。

高齢者における下痢と便秘の背景

消化器は循環器や泌尿器（腎機能）、呼吸器に比べると、加齢による生理的な機能低下が少ないといわれています。しかし、高齢者ではさまざまな要因により排便障害が発生します。特別養護老人ホーム入所者の排泄状況などを調査した研究では、高齢者の便性状、排便頻度より下痢、便秘ともに発生していることがわかります（図1）[1]。

高齢者の排便障害の原因は多岐にわたりますが、おもに、①消化器の機能低下、②腸内細菌叢の変化、③複数の内服があげられます。また、がんなどの器質的な原因による排便障害もあります。Q32（113ページ）では下痢の定義について確認しましたので、便秘の定義についても確認します。便秘は「本来排泄すべき糞便が大腸内に滞ることによる兎便状便・硬便、排便回数の減少や、糞便を適切に排泄できないことによる過度の怒責、残便感、直腸肛門の閉塞感、排便困難感を認める状態」と定義されています[2]。便秘の場合は便性状や排便の頻度だけでなく、それに伴う症状がある場合も便秘とされます。先の調査結果では緩下薬、刺激性下剤、非経口の排便を促す薬剤が使用されていることも示されています（図2）[3]。

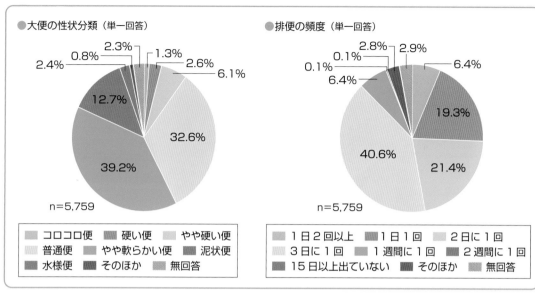

図1　大便の性状分類と排便の頻度 （文献1より引用）

下痢と便秘をくり返すおもな原因

　下痢と便秘をくり返す原因としては過敏性腸症候群などの疾患があげられます。しかし、高齢者では加齢による影響に加え、下痢の原因となる薬剤の服用や、高頻度に便秘をひき起こす抗コリン薬、向精神薬、オピオイドを服用しているなど、排便障害（下痢、便秘）を起こす原因が複数考えられる場合もしばしば発生します。また、高齢者では排便に関連する感覚が低下することにより、排便頻度が減少しやすくなります。「3日排便がなければ定期の緩下薬、それでも排便がなければ刺激性下剤を使用する」など、各施設で排便のための取り決めをしている場合が多いと思いますが、下剤の服薬により下痢となることも多いのではないでしょうか。高齢者では、いつから下痢と便秘がくり返すようになったのかを調査し、その原因検索をすることが重要です。もし、便秘の治療（薬剤）により下痢が発生している場合は、薬物療法だけでなく食事療法も含めた排便ケアを実施し、患者・利用者の生活の質（quality of life；QOL）改善の取り組みを行いましょう。

管理栄養士による下痢と便秘の対策と予防

　排便障害に対して管理栄養士としては、生活習慣の改善や適切な食事療法を行うことで、完全自発排便の状態へ導き、その状態を維持する手助けをします。食事は薬剤とは違い下痢に対しても便秘に対しても共通の対策となることが多くあります。まずは食物繊維量が不足している場合、食物繊維の

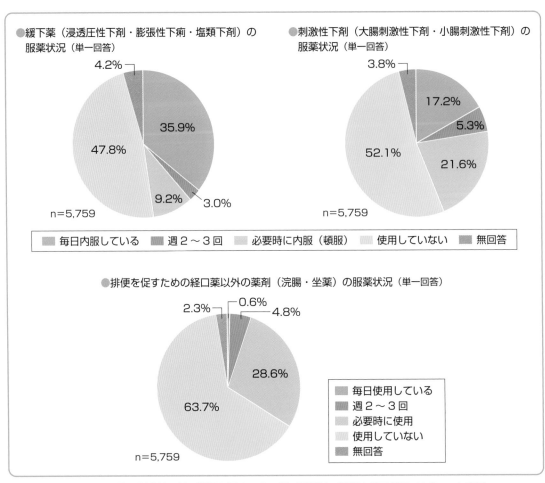

●緩下薬（浸透圧性下剤・膨張性下痢・塩類下剤）の
　服薬状況（単一回答）

4.2%
35.9%
47.8%
9.2%
3.0%
n=5,759

●刺激性下剤（大腸刺激性下剤・小腸刺激性下剤）の
　服薬状況（単一回答）

3.8%
17.2%
5.3%
52.1%
21.6%
n=5,759

■ 毎日内服している　　■ 週2〜3回　　■ 必要時に内服（頓服）　　■ 使用していない　　■ 無回答

●排便を促すための経口薬以外の薬剤（浣腸・坐薬）の服薬状況（単一回答）

2.3%
0.6%
4.8%
28.6%
63.7%
n=5,759

■ 毎日使用している
■ 週2〜3回
■ 必要時に使用
■ 使用していない
■ 無回答

図2　**緩下薬、刺激性下剤、排便を促すための経口薬以外の薬剤の使用状況**（文献3より引用）

摂取量を増やすことは便秘に対して有効です。食物繊維を増やしていく段階で下痢が発生した場合は、低FODMAP食となるように食物繊維の種類を考慮します。また、基礎疾患で水分制限がある場合は注意が必要ですが、水分摂取により排便回数が増加することもあります。プロバイオティクスは排便回数の増加、腹部症状の改善に対して有効性が示されています[4]。

引用・参考文献
1) 全国老人福祉施設協議会／老施協総研. "排便の状況". 特別養護老人ホームにおける入所者の重度化に伴う効果的な排泄ケアのあり方に関する調査研究事業報告書. 東京, 全国老人福祉施設協議会／老施協総研, 2016, 45-51.
2) 日本消化管学会編. "下痢はどのように定義されるか？ また慢性下痢症はどのように定義されるか？". 便通異常症診療ガイドライン2023：慢性下痢症. 東京, 南江堂, 2023, 2-3.
3) 全国老人福祉施設協議会／老施協総研. "服薬情報". 前掲書1), 34-6.
4) 日本化学療法学会ほか. Clostridioides difficile感染症診療ガイドライン2022. 感染症学雑誌. 97 (Supplement), 2023, S1-S96.

高齢者の
感染症・褥瘡

Q34 低栄養と感染症はどう関連するの？

高岡駅南クリニック院長　**塚田邦夫** つかだ・くにお

> 低栄養状態では、エネルギーとたんぱく質が同時に不足している。
>
> 低栄養では骨格筋たんぱく質は分解され、たんぱく質合成能は低下し、体のたんぱく質とアミノ酸は減少する。
>
> 低栄養が持続すると、たんぱく質からなる免疫に関与する細胞や成分が減少・減弱し、腸管免疫も傷害され、免疫機能低下から感染しやすい状況になる。

低栄養では感染症が起こりやすくなる

　低栄養状態では、栄養摂取が不十分でたんぱく質とエネルギーが同時に不足しています。低栄養になると、基礎代謝の維持のために骨格筋たんぱく質は分解されて糖がつくられ、エネルギー源として利用されます。同時に、生体で絶えず使われている酵素の新生や、損傷した必須器官や組織を修復するために、筋たんぱく質はアミノ酸に分解され、たんぱく合成の材料として利用されます。

　低栄養状態ではたんぱく質合成能力は低下し、血清アルブミン値が低下します。体の骨格筋たんぱく質は減っていき、たんぱく質の最小単位であるアミノ酸も減少します。体の組織はすべてたんぱく質でできており、免疫に関与するたんぱく質であるグルタミンやアルギニンなどのアミノ酸も低下します。

　このように低栄養の状況下では、感染防御に重要な細胞性免疫である末梢血リンパ球数の減少やリンパ組織の萎縮・減弱も起こります。マクロファージやナチュラルキラー（natural killer；NK）細胞の貪食機能の低下も来します。さらにIgGやIgAなどのグロブリンも減って抗体産生能力低下による液性免疫能も低下します。

飢餓状態や絶食で消化管が利用されないと、小腸粘膜が萎縮し粘膜バリア機能が傷害され、細菌や菌体毒素が腸内壁を通過して血中に移行する現象（bacterial translocation）が起こり、感染症や敗血症の原因になります。

　以上のような状態が重なることで、低栄養になると免疫機能が全般的に低下し、非常に感染が起こりやすい状態になります。その結果、低栄養状態では、肺炎、感染性腸炎・下痢、感染褥瘡、術後創感染など、あらゆる感染症が起こりやすくなることがわかります。すべての感染症は低栄養状態では発病しやすくなり、発症するとより重症化し、死亡率も高くなります。

低栄養により予防接種の効果は下がる

　感染予防で行われる予防接種の効果についても低栄養が悪影響します。たとえばインフルエンザ予防接種後の抗体陽性率において、血清アルブミン値が 3.9g/dL 未満では抗体陽性化率と感染予防率はともに低くなり、3.5g/dL 未満ではより顕著になることも示されています[1]。新型コロナウイルス感染症が遷延し、インフルエンザ感染も増加しています。とくに高齢者において、たんぱく質摂取を中心とした栄養改善が望まれます。

　低栄養になる原因としては、悪性腫瘍、炎症性腸疾患、消化管吸収障害、消化管通過障害、代謝異常、甲状腺機能亢進症、肝硬変、腎不全、心不全などのほか、外科手術、外傷、広範囲熱傷、下痢、持続感染症などの疾患や医療処置によるものがあげられます。

　そのほか、加齢による食事量（回数）の減少や吸収力低下、咀嚼嚥下能力の低下、味覚や嗅覚の低下、うつ病、孤独、認知症なども低栄養の原因になります。薬剤による食事摂取量低下、とくにポリファーマシーによるものも見逃せません。極端な菜食主義やダイエットによっても低栄養状態がもたらされます。

　低栄養状態になると体重は減りますが、骨格筋量や脂肪が減ることで、手術などの侵襲への蓄えがなくなった状態であり感染症も起こりやすくなります。エネルギーとたんぱく質の適正量を示し、適切な食事摂取の必要性を伝えましょう。

　低栄養状態にある場合、原因に対する対策とともに、栄養改善策を実施します。栄養療法には、経口栄養法、経腸栄養法、静脈栄養法の３つがありますが、栄養補給の原則は「腸が使えるのであれば腸を使う」だといわれています。経口摂取は可能でも摂取量が少なければ、経口で栄養補助食品（あるいは経腸栄養剤）による補助の順で考えていきます。

引用・参考文献
1）　Lesourd, BM. Nutrition and immunity in the elderly : modification of immune responses with nutritional treatments. Am. J. Clin. Nutr. 66（2）, 1997, 478S-484S.

第6章　高齢者の感染症・褥瘡

Q35 低栄養ではなぜ術後感染しやすいの？

高岡駅南クリニック院長　塚田邦夫　つかだ・くにお

- 手術により組織が損傷するため、修復にエネルギーとたんぱく質が必要な状態である。
- 術前から低栄養状態であると、筋たんぱく質と脂肪の貯蔵が不足するため、術後の回復が遅れる。
- 低栄養は術後感染率を高めるため、術前からの栄養介入が必要である。
- 術後早期からの系統的な（とくに腸管を使った）栄養療法はすすめられる。

手術では一時的に異化亢進と免疫低下状態となる

低栄養状態は、免疫機能が低下し感染しやすい状態であることをQ34（120ページ）で説明しました。手術を行うときは、皮膚や粘膜を切開するため、細菌やウイルスなどの病原体が侵入しやすくなっています。さらに手術侵襲を加えられ、組織が損傷するため、その修復にエネルギーとたんぱく質が必要です。このように、手術は体の防御が低下し感染が起こりやすい状態といえます。

手術前後の一連の期間を意味する周術期の管理、とくに栄養管理は術後感染に大きく影響します。手術前に低栄養状態にあると、骨格筋たんぱく質が減り、たんぱく質合成能力が低下しているため、免疫に関与する細胞やたんぱく質が減り免疫抵抗力も低下しています。免疫力の低下から感染症をはじめとする術後合併症の増加、創傷治癒の遅延などが生じ、予後不良の傾向になります。

手術が行われると、一時的に異化亢進状態（たんぱく質の合成よりも分解がすすむ時期）と免疫低下状態になります。このとき、筋肉や腸管などの臓器や脂肪組織からエネルギーとたんぱく質（アミノ酸として）が供給されますが、術前から低栄養状態にあると、筋たんぱく質と脂肪の貯蔵が不足す

るため、術後の回復が遅れます。加えて、低栄養状態にあったために免疫力の低下が術前からみられています。

術前および術後早期の栄養介入は必要！

　術後 24 ～ 48 時間はインスリン抵抗性がみられるため、高血糖になりやすい状態で、かつ栄養過剰投与を行っても利用されない時期にあたります。この時期を過ぎると、急にエネルギー需要が高まり手術侵襲にあわせたエネルギーとたんぱく質投与が必要になります。術後に適切で十分な栄養投与が行われないと、手術部の組織修復が遅れ、また感染の発症リスクが増大します。

　低栄養による免疫力低下に伴う感染症としては、術後肺炎や創感染があげられますが、消化器がんの手術後にみられる縫合不全は低栄養よりも手術手技上の問題が大きいといわれています[1]。

　待機手術で低栄養のリスクがある場合は、術前 1 ～ 2 週間の栄養管理がすすめられますが、緊急手術により術前から栄養不良を合併している場合は、術後早期から積極的な栄養管理が必要です。消化器手術であっても、術後早期に経腸栄養を開始すると、感染性合併症や創傷治癒遅延を減らすとされています[2]。経口・経腸的な栄養投与量が不足する場合は中心静脈栄養が必要となります。

　手術後に体力や免疫力が低下することへの対策として、アルギニンやn-3 系不飽和脂肪酸（エイコサペンタエン酸［eicosapentaenoic acid；EPA］など）を強化した栄養補助飲料を手術前後に摂取する「免疫栄養療法」を用いると、術後感染症の発生を 36％有意に減少したと報告されています[3]。免疫栄養療法に使われるアルギニンはリンパ球の成長を促進し、免疫力を高めるとともに創傷治癒亢進効果も知られています。EPAは炎症を抑制するサイトカインを産生するとされています。免疫療法に使われる市販栄養剤としてはインパクト®がありますが、有効性や使用法についてはしっかりとは定まっていません[4]。

　低栄養は明らかに術後感染率を高め、術前からの栄養介入が必要です。また、術後早期からの系統的な栄養療法、とくに腸管を使った栄養療法がすすめられます。免疫栄養療法については、有効性は認められるものの、投与法や内容に関しては今後の動向をみていく必要があります。

引用・参考文献
1) Yamanaka, H. et al. Preoperative nutritional assessment to predict postoperative complication in gastric cancer patients. JPEN J. Parenter. Enteral Nutr. 13 (3), 1989, 286-91.
2) de Luis, DA. et al. Surgical infection and malnutrition. Nutr. Hosp. 30 (3), 2014, 509-13.
3) Marimuthu, K. et al. A meta-analysis of the effect of combinations of immune modulating nutrients on outcome in patients undergoing major open gastrointestinal surgery. Ann. Surg. 255 (6), 2012, 1060-8.
4) 土師誠二. 周術期栄養管理における免疫栄養の再考. 外科と代謝・栄養. 50 (2), 2016, 127-35.

第6章
高齢者の感染症・褥瘡

Q36 褥瘡はなぜ発生するの？

桐生厚生総合病院副院長／皮膚科診療部長　岡田克之　おかだ・かつゆき

point!

褥瘡がなぜ発生するかを考える前に、何が問題かを知る。

褥瘡は、患者要因と環境・ケア要因が複合して発生する。

褥瘡発生の要因は、外力・湿潤・栄養・自立に総括される。

自重関連褥瘡の場合、軟部組織の深部から傷害が起こりやすい。

「なぜ？」って何？

　ある物事を解決したいとき、いきなり「なぜ」と考えてはいけません。まず「What：何が問題か」を理解し、「Why：それがなぜ起こるのか」を考え、そして「How：どうすればよいか」答えが出るのです[1]。本稿のタイトルは「褥瘡はなぜ発生するの？」としましたが、まずどのような問題点がそこにあるのかを理解しましょう。

褥瘡の定義

　日本褥瘡学会は2005年、褥瘡について「身体に加わった外力は骨と皮膚表層の間の軟部組織の血流を低下、あるいは停止させる。この状況が一定時間持続されると組織は不可逆的な阻血性障害に陥り褥瘡となる」と定義しました。自らの体重による狭義の褥瘡、すなわち自重関連褥瘡（self load related pressure ulcer）についてはこの定義に合致しますが、医療関連機器圧迫創傷（medical device related pressure ulcer；MDRPU）ではかならずしも骨と皮膚表層の間の組織損傷ではあ

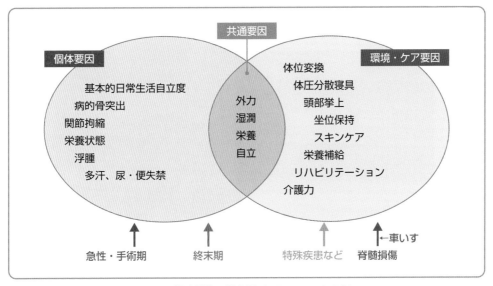

図1 **褥瘡発生の概念図**（文献3より一部改変）

りません[2]。MDRPUも含めて広義の褥瘡と考えられますが、本稿では自重関連褥瘡について考えていきましょう。

褥瘡発生の概念

　日本褥瘡学会による褥瘡の概念図（図1）[3] をみると、褥瘡の発生要因は患者（個体）要因と環境・ケア要因に分かれ、そこに取り組むべき課題があることに気づきます。たとえば病的骨突出は、療養者のもつ褥瘡発生危険因子（リスク）ですが、それに対して体圧分散寝具を適切に用いないことが褥瘡発生につながるのです。「褥瘡はなぜ発生するの？」と問われれば、答えは「患者に発生リスクがあるから」「ケアが不十分だから」この2点の複合したものになります。大きなリスクがあってもきちんとケアすれば防ぐことができるし、小さなリスクでもケアが不十分だと発生する、この感じがわかりますか？ さらに共通要因として以下の4つがあげられています。

共通要因：外力

　患者が臥床すれば、マットレスに体重が作用します。するとニュートンの運動の第三法則に則って、マットレスから患者の体へ「反作用」としての力（応力）が、外力として跳ね返ってくるのです。髙橋[4] は、金属棒を骨、スポンジを軟部組織とするモデルを用いて複雑な応力を分析し、骨に近い部位に外力が影響しやすいことを示しました（図2）。

共通要因：湿潤

　皮膚は適切な湿潤状態におくべきです。おむつのなかが尿や便（とくに下痢便）によって過湿潤に

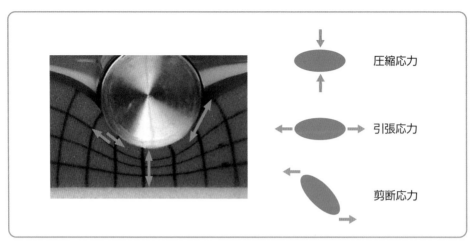

図2　**3つの応力**（画像は文献4より許可を得て掲載）

なると、皮膚が浸軟してバリア障害に陥り、摩擦やずれにきわめて弱くなります。そうなると、褥瘡のみならず、失禁関連皮膚炎（incontinence-associated dermatitis；IAD）も起こりやすいので注意しましょう。

共通要因：栄養

　低栄養によってるい痩や廃用がすすめば、病的骨突出、拘縮につながり、褥瘡の大きなリスクとなります。とくに在宅では、低栄養が褥瘡発生にもっとも影響するリスクとされます[5]。

共通要因：自立

　病院に入院するときに「障害高齢者の日常生活自立度」で評価し、ランクBおよびCでは褥瘡対策の看護計画を立案することになっています。とくに1日中ベッドで過ごして自力で寝返りが打てないランクCでは、高機能マットレスが不可欠ですので、筆者の病院ではマットレスを中央管理としてすみやかな導入をめざしています。

引用・参考文献
1）　佐藤和弘. "最強の問題解決の技術 2W1H". 図解 シンプルな思考・伝達・議論・交渉・管理・教育の技術60：はじめてのノンテクニカルスキル（非医療技術）. 愛知, 日総研出版, 2014, 22-3.
2）　日本褥瘡学会編. "褥瘡の定義と疫学". 褥瘡ガイドブック. 第3版. 東京, 照林社, 2023, 8-19.
3）　真田弘美ほか. 褥瘡発生要因の抽出とその評価. 日本褥瘡学会誌. 5（1）, 2003, 136-49.
4）　髙橋誠. 生体工学から見た減圧, 除圧：褥瘡予防マットレスの体圧分散. STOMA. 9（1）, 1999, 1-4.
5）　Iizaka, S. et al. The impact of malnutrition and nutrition-related factors on the development and severity of pressure ulcers in older patients receiving home care. Clin. Nutr. 29（1）, 2010, 47-53.

Q 37 褥瘡の予防はどうすればいいの？治療・対処法はどうするの？

桐生厚生総合病院副院長／皮膚科診療部長　**岡田克之** おかだ・かつゆき

point!

> 褥瘡の予防には、リスクアセスメントが不可欠である。
>
> リスクを見出したら、対策のために誰と連携するかを考える。
>
> 褥瘡治療の目標は「治す・よくする・悪くしない」を使い分ける。
>
> 創状態が評価できてこそ、用いる外用薬やドレッシング材は決まる。

褥瘡のリスクアセスメント

　何が問題か、それがなぜ起こるか、ここまでわかれば「どうすればよいか」がみえてきます。褥瘡の予防には、発生要因のリスクアセスメントが不可欠ですが[1]、実際の現場でいかに実施するかはむずかしいこともあります。代表的なアセスメントツールとしてブレーデンスケールやOHスケールが知られていますが、もともとケアマネジャー向けに開発された床ずれ危険度チェック表[R]（表1）[2]が活用しやすいです。平易な用語が使われ、体に直接触れなくても採点できる利点もあり、とくに在宅では有用であると思います。4点でハイリスクと判定され、ブレーデンスケール14点、OHスケール7点と相関します。

褥瘡治療の目標

　褥瘡治療の目標を定めるとするなら、治す、よくする、悪くしない、この3つでしょうか。もちろん褥瘡の治癒をめざしつつ、少しでもよい状態を維持すること、しかしがん終末期などでは防げない

表1　**床ずれ危険度チェック表**®（文献2より）

	項目	チェック
1	自分で寝返りがうてない	
2	痩せて、骨張っている	
3	足や腕の関節を伸ばすことができない	
4	食事量（回数）が減った	
5	体が汗で湿っていることがある	
6	オムツを常時使用している	
7	足が浮腫んでいる	
8	ギャッチアップ機能を利用して体を起こしている	
	合計	個

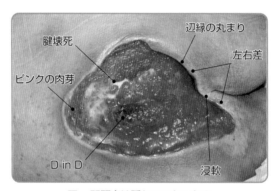

図　**問題点は隠れていないか？**

褥瘡内褥瘡（D in D）、浮腫性の不良肉芽や腱壊死の存在、そして左右差があるということは臥床時の体位に問題があることを示す。

褥瘡があることも明白な事実であり、悪くしないで生活の質（quality of life；QOL）を重視したケアとなります。よさそうな褥瘡にみえても、じつはそこにある問題点に気づくことによって、褥瘡患者自身、家族や介護者のその後が決まります（図）。

創傷治癒のコンセプト

創面環境調整（Wound bed preparation）

　まずは創面環境をととのえることです。褥瘡は慢性創傷であり、何か創傷治癒を阻害する因子が存在するので、それを除去することが第一でしょう。

表2　創治療の選択

- D：Depth（深さ）・S：Size（大きさ）：この2つは創傷の立体的な程度を表し、ほかの質的な要素が改善すれば、結果として褥瘡は浅く小さくなっていく。
- E：Exsudate（滲出液）：滲出が多い場合、吸水作用のある外用薬やドレッシング材が選ばれる。たとえば、ユーパスタコーワ軟膏（吸水＋感染制御）、アクトシン®軟膏（吸水＋上皮化）、アクアセル®Ag（ハイドロファイバー）などがあげられる。創状態によっては、陰圧閉鎖療法も有用である。
- I：Inflammation/Infection（炎症 / 感染）：感染制御をめざすなら、ゲーベン®クリーム（銀を含有）、ユーパスタコーワ軟膏、カデックス軟膏などのヨード製剤、ホルムガーゼ（化学的デブリードマンにも有用、ヨウ素中毒に注意）、アクアセル®Ag、ハイドロサイト®銀などの銀を含有するドレッシング材がある。
- G：Granulation（肉芽組織）：良性肉芽をめざすには、フィブラスト®スプレー、プロスタンディン®軟膏などがある。陰圧閉鎖療法も有用であり、最近は在宅や足の褥瘡にも使いやすいコンパクトな機材も出ている。
- N：Necrotic tissue（壊死組織）：壊死組織のデブリードマンには、物理的、化学的、生物学的、自己融解などがある。鋭的なデブリードマンは適応を考慮して医師が行うが、状態によっては医師の指示の下、特定行為研修修了看護師も行うことができる。

湿潤環境下療法（Moist wound healing）

　創状態がととのえば、その後は適切な湿潤環境に置くことが大切になります。創状態はDESIGN-R®2020[3]で評価し、7つの要素のうち重度になった項目に主眼をおいて治療を選択します（表2）。

多職種連携のために

　それぞれの要素がどう組み合わさって今の創状態があるか、三次元的なみかたが大切です。そして、褥瘡にかかわる多職種がいかに連携するかが、褥瘡の予防と治療のポイントとなるでしょう。日本褥瘡学会・在宅ケア推進協会では、床ずれ予防プログラム[4]を策定しました。床ずれ危険度チェック表®でリスクアセスメントした後、その問題点をどう解決するか、誰と連携するかが示されています。

引用・参考文献
1）　岡田克之. 褥瘡のリスクアセスメントと予防対策. 日本老年医学会雑誌. 50（5）, 2013, 583-91.
2）　森田貞子ほか. ケアマネジャーを対象とした褥瘡リスクアセスメントスケールの開発. 日本褥瘡学会誌. 21（1）, 2019, 34-40.
3）　日本褥瘡学会編. 褥瘡状態評価スケール改定 DESIGN-R®2020 コンセンサス・ドキュメント. 東京, 照林社, 2020.
4）　日本褥瘡学会・在宅ケア推進協会編. ケアプランが変わる！在宅介護が変わる！床ずれ予防プログラム：床ずれ危険度チェック表®を活かす. 東京, 春恒社, 2022, 64p.

栄養を入れても褥瘡が改善しないときはどうすればいいの？

社会医療法人若弘会若草第一病院外科／院長　山中英治　やまなか・ひではる

まず栄養以外に改善しない原因がないかを確認する。

栄養アセスメントを行い、栄養状態の評価と栄養摂取量と内容をチェックする。

適切なエネルギー投与量とたんぱく質投与量を計算して、不足なら補給する。

摂取量が不足していても、患者にとって不快または苦痛を伴う栄養療法は行わない。

褥瘡が改善しない原因は？

　褥瘡が発生する原因は自分で動けないからです[1]。いくら痩せ細っていても、スタスタと歩いている人には褥瘡はできません。反対に肥満患者でも褥瘡はできます。

　そして、たいていの褥瘡は体圧分散[1]と局所の治療とケアが適切であれば治ります。もちろん栄養不良では褥瘡の治りが悪く[1]、治るのに時間がかかるため栄養は大切です。

　褥瘡が改善しないときは、まず体圧分散と局所のケアと治療（とくにドレッシング）が適切に行われているかどうかをチェックしましょう。これらが適切に行われているにもかかわらず治りが悪いときは、創傷治癒遅延の原因となる疾患、たとえば糖尿病や血流障害、低酸素血症がないかを確認し、このような病気があれば治療します。

　栄養不良状態では褥瘡は治りにくいです[2]。とくに高齢者では皮膚が脆弱で弾力性がなく「ずれ」[1]が生じやすく、皮下脂肪も少ないのでクッション性に欠き、痩せていると「骨突出」[1]状態になって褥瘡ができやすく、また治りにくくなります。

　局所療法や併存疾患の治療が正しく行われているのに、栄養を入れても褥瘡が改善しないというこ

とは、「栄養療法」が適切ではない可能性があります。「栄養評価」を行い、栄養摂取不足による栄養不良と判定されれば、なんらかの「栄養投与経路」から栄養療法を行います。経口摂取の量と成分をチェックして不足していれば補完します。栄養評価は健常時体重からの増減率での比較が簡便ですが、入院患者であれば血清アルブミン濃度も測定します[2]。

栄養摂取量は不足していないか？

褥瘡患者は動けない人が多いので、活動性が低く消費エネルギー量は少ないですから、栄養不良となる原因の多くは栄養摂取量の不足です。褥瘡は肉芽を形成して治ります。肉芽形成のためにはエネルギーのみならずたんぱく質が必要です。褥瘡患者では「エネルギー摂取量は30kcal/kg/日、たんぱく質量は1.2g/kg/日」が推奨されていますが[3]、経口摂取のみの場合は無理には食べられないため、質（成分）は考慮しますが量については体重変化や嗜好に応じて少なめでもよいでしょう[4]。

ただし十分なエネルギーとたんぱく質が投与されていても、消費が大きいと栄養状態が悪化することがあります。褥瘡の滲出液から失われるたんぱく質の量はそれほど問題にならないとされていますが、褥瘡が感染して大きなポケットに膿が貯留しているような感染症の状態では、エネルギー消費量が増大すると考えられます。また褥瘡患者は高齢者が多く、感染症として誤嚥性肺炎や尿路感染、四肢の蜂窩織炎なども合併しやすいので、これらの疾患を併発すれば治療が重要です。

苦痛を伴う栄養療法は行わないことも大事

ところで、日本では延命治療が優先されてきましたが、最近やっとアドバンス・ケア・プランニング（advance care planning；ACP、人生会議）などで本人の意思や尊厳が尊重されるようになってきました。褥瘡は本人にとって苦痛ですので予防や治療は大切です。しかし褥瘡を治すことだけを目的とした、本人が望まない、とくに苦痛を伴う強制的な栄養療法は慎むべきだと思います。おそらく経鼻経管栄養は不快です。

脳卒中後遺症の嚥下困難などで胃瘻が造設されている場合は、胃瘻からの十分な栄養補給で栄養状態を改善すればリハビリテーションや嚥下訓練もすすみます。褥瘡があれば治りも早くなります。一方、老衰で経口摂取不良の場合に経鼻経管栄養を行ったり胃瘻を造設することは、すべきではありません[5]。

引用・参考文献
1）　山中英治．"褥瘡"．栄養アセスメント＆ケアプラン：ワークブック形式で症例別にレッスン！ニュートリションケア2009年秋季増刊．山中英治編．大阪，メディカ出版，2009，151-60．
2）　大浦紀彦ほか．"褥瘡"．栄養療法のギモンQ＆A100＋9 臨床応用編：あなたのハテナにズバリお答えします！

ニュートリションケア 2013 年春季増刊. 山中英治編. 大阪, メディカ出版, 2013, 218-21.

3) 山中英治. "褥瘡に対する栄養療法". 日本臨床栄養代謝学会 JSPEN テキストブック. 日本臨床栄養代謝学会編. 東京, 南江堂, 2021, 542-8.

4) 山中英治. "褥瘡". レジデントのための食事・栄養療法ガイド：病態に応じた栄養処方の組み立て方. 佐々木雅也編. 東京, 日本医事新報社, 2022, 162-5.

5) 山中英治. 胃瘻の適応はどんな患者なの？ ニュートリションケア. 5（12）, 2012, 1174-5.

褥瘡の程度によって necessaryエネルギー量は変化するの？

褥瘡の程度によって
必要エネルギー量は変化するの？

社会医療法人若弘会若草第一病院外科／院長　**山中英治**　やまなか・ひではる

point!

> 褥瘡患者は高齢者が多く、必要エネルギー量の計算は簡便な式が実用的である。
>
> 大きく深い褥瘡であれば、治癒促進のためにはエネルギーとたんぱく質の増量を考慮する。
>
> 褥瘡の程度（重症度）の評価指標には DESIGN-R® を使用する。
>
> 胃瘻があれば投与エネルギー量やたんぱく質量を増やしやすい。

褥瘡患者の基礎エネルギー消費量はどう考える？

　健常人であれば、体格・運動量・年齢・性別などで必要エネルギー量を計算することは比較的容易です。しかし、褥瘡患者に限らず、病気やけがで入院した患者の場合はなかなかむずかしいです。「必要エネルギー量」は「基礎エネルギー消費量」に「活動係数」と「ストレス係数」をかけて算出するとされています[1]。

　基礎エネルギー消費量は大まかにいうと病気もけがもないときに、何もしないでじっと寝ている場合に必要なエネルギー量です。基礎エネルギー量の予測式は教科書には Harris-Benedict（ハリス・ベネディクト）の式が載っていますが、この式は今よりも後期高齢者がほとんどいなかった 100 年以上前の、そして外国人対象の計算式であり、日本の高齢者に適しているかは疑問とされています。しかも覚えにくい係数をかける計算も面倒なので、臨床現場には適していないかもしれません。

　そこで筆者は現実的に「健常時体重× 25kcal/ 日」で概算しています。なぜ現体重ではなく健常時体重で計算しているかというと、現体重が病気で痩せた体重の場合は不足するからです。高齢者に

肥満患者は少ないですが、肥満患者の場合は多すぎることになります。肥満治療を目的としたいときは、健常時体重ではなく理想体重で計算しています。日本は痩せて仙骨部のクッションがない褥瘡患者がほとんどですが、欧米では体重が重すぎて褥瘡ができることがあるそうです。必要エネルギー量は基礎エネルギー消費量に係数をかけるので、もう少し多くなります。

褥瘡患者の活動係数とストレス係数はどう考える？

褥瘡患者は入院で寝たきりのことが多いので活動係数は 1.0 〜 1.1 でよいでしょう。問題はストレス係数です。外傷、感染、手術、熱傷、発熱などのストレスの程度で係数をかけるのですが、では褥瘡はどのように考えればよいでしょうか？

「褥瘡の程度」ということなので、褥瘡以外に感染症などが合併していないことを前提にします。感染症の合併があれば、褥瘡よりもその治療を優先する必要があります。高齢者はとくに誤嚥性肺炎や尿路感染症を発症することが少なくありません。このような感染症は局所の感染以上に全身状態を悪化させて消耗します。栄養不良状態では免疫能が低下して感染症も治りにくいので適切な栄養サポートが必要ですが、敗血症のような重症感染症の急性期では、高エネルギー（カロリー）を投与しても代謝できず、高血糖になってかえって病状を悪化させることがあるので注意が必要です[2]。

褥瘡が深くポケットも大きくて膿が大量にたまっている場合は、ポケットを切開して排膿します。褥瘡のような局所の感染でも炎症はエネルギーを消費しますから、感染の治療は大事です。褥瘡も熱傷と同じく面積と深さと滲出液が程度（重症度）に関係します。褥瘡状態評価を客観的に評価するには DESIGN-R® という評価スケールを使います[3]。評価項目は「深さ：D」「滲出液：E」「大きさ：S」「炎症／感染：I」「肉芽組織：G」「壊死組織：N」と「ポケット：P」です。

同じく皮膚の傷害である熱傷は滲出液が多く、滲出液内のたんぱく質の喪失も大きいですが、褥瘡はそれほどでもありません。ただし、褥瘡が治るためには肉芽が増生する必要があり、褥瘡が深く大きいほど、肉芽が盛ってくるには多くのエネルギーとたんぱく質を必要とします。エネルギー量に見合ったたんぱく質量も増やさなければ肉芽は盛ってきません。

経口摂取単独では投与量の増加はむずかしい

ストレス係数を 1.3 〜 1.5 に設定すると、エネルギー量は 38kcal/kg/ 日となり、これに見合うたんぱく質量として 1.6g/kg/ 日を投与すると褥瘡の治癒が促進されると報告されており[4]、大きな深い褥瘡で糖尿病や慢性腎不全などの合併症がなければ、治癒促進のために栄養を増やすことも考慮します。しかし、胃瘻などの経管栄養の患者であれば投与量を増やすことは下痢さえなければ簡単ですが、経口摂取単独の場合は容易ではありません。

引用・参考文献

1) 高岸和子. "必要エネルギー量". 栄養アセスメント＆ケアプラン：ワークブック形式で症例別にレッスン！ニュートリションケア 2009 年秋季増刊. 山中英治編. 大阪, メディカ出版, 2009, 40-4.
2) 深柄和彦. "重症感染症". 前掲書 1）. 124-32.
3) 日本褥瘡学会編. "DESIGN-R®2020 の主な変更点". 改定 DESIGN-R®2020 コンセンサス・ドキュメント. 東京, 照林社, 2020, 4-5.
4) 大村健二. 褥瘡ケアと栄養療法. 臨床栄養. 138（6）, 2021, 932-6.

第6章 高齢者の感染症・褥瘡

褥瘡の病期によって補うべき栄養素は異なるの？
褥瘡患者に適した栄養補助食品はあるの？

社会医療法人若弘会若草第一病院外科／院長　山中英治　やまなか・ひではる

肉芽が増生してくる時期にはとくに十分なエネルギーとたんぱく質の補給が必要である。

創傷治癒に重要なビタミンC、亜鉛、鉄は欠乏症にならないように注意する。

アルギニンやコラーゲンペプチドを添加した栄養剤も市販されている。

褥瘡の病期分類

　褥瘡はその色調で「黒→黄→赤→白」と変化しながら治癒に向かいます[1]。病期分類は「黒色期」「黄色期」「赤色期」「白色期」です。黒いのは皮膚が壊死しているので黒い壊死部分をハサミやメスで切除します。切除するとその下には黄色い脂肪組織主体の壊死物質が付着した血の巡りの悪い不良肉芽が露出します。黄色い壊死物質は連日の洗浄などの局所の処置によって除去します。その後、赤い肉芽が増生することで褥瘡が治っていきます。この時期に適切な局所の湿潤環境を保つとともに、肉芽のもとになる栄養をしっかり投与することが創傷治癒促進に重要です。白色期になると創の上皮化がすすんで褥瘡も閉鎖されていきます。

創傷治癒に必要な栄養素とは？

　「病期によって補うべき栄養素は異なるか？」という設問ですが、まずエネルギー源となる糖質（炭水化物）と脂質、そして窒素源（たんぱく質、アミノ酸）は、どの病期でも十分量が必要です。黒色期や黄色期に大きな壊死組織を切除すると多少は出血します。組織への酸素供給には血液のヘモグロ

ビンが大切です。高齢者はもともとヘモグロビン値が若い人に比べて低いことも多く、血液検査で鉄欠乏性貧血であればヘモグロビンの材料になる「鉄」を補給します。

　ビタミン類は欠乏症にならないようにしますが、創傷治癒にとくに重要なのはコラーゲン合成に必須の「ビタミンC」です[2]。とくに赤色期や白色期には不足しないようにしましょう。微量元素のなかでは「亜鉛」が創傷治癒に大切ですので、とくに肉芽増殖期にはビタミンCと同じく欠乏症にならないようにします[2]。

　褥瘡治療に有効な特定の栄養素については、日本褥瘡学会のガイドラインでも検証されています[3]。亜鉛、ビタミンCのほかには、アルギニン、L-カルシノン、n-3系脂肪酸、コラーゲンペプチド、HMB（β-ヒドロキシ-β-メチル酪酸）、オルニチンについての記載があります。

　「アルギニン」は一酸化窒素（nitric oxide；NO）という動脈を拡張させる物質にも変換されるため、局所の血流がよくなります[4]。エネルギードリンクにもアルギニンは多く含まれています。「L-カルシノン」はイミダゾールペプチドの一種で渡り鳥のむね肉に多く含まれているので、疲労回復のサプリメントとして市販されてもいます。「n-3系脂肪酸」は魚油に含まれるエイコサペンタエン酸（eicosapentaenoic acid；EPA）とドコサヘキサエン酸（docosahexaenoic acid；DHA）が代表的で、炎症を抑制する効果が知られています。

　「コラーゲンペプチド」は皮膚科領域では「皮膚の弾力性の改善」「皮膚障害の抑制」など多くのランダム化比較試験で有効性の報告があります[5]。経口摂取で吸収されて血中に移行し、局所での線維芽細胞の増殖と遊走を促進して、褥瘡などの皮膚創傷部位でのコラーゲン、エラスチン、ヒアルロン酸合成を促進することで創傷治癒が促進されるとされています[5]。

　「HMB」はロイシンから合成される物質で筋たんぱく合成促進作用があるので、筋力トレーニングに併用しているアスリートも多いです。「オルニチン」もアミノ酸で成長ホルモンの分泌の促進から筋たんぱく合成促進作用が期待されますが、褥瘡に関する臨床試験は少ないです。複数の栄養素を複合した栄養剤の検討では、単独の栄養素の効果についてのエビデンスレベルは低いです。

　アルギニンやコラーゲンペプチドなどは、創傷治癒促進効果も期待して経腸栄養剤に添加された製品が市販されています。

引用・参考文献
1) 角総一郎ほか. 褥瘡の診断と治療過程. 臨床栄養. 138 (6), 2021, 818-22.
2) 石井信二ほか. 褥瘡ケアとビタミン・微量元素. 前掲書1). 937-42.
3) 日本褥瘡学会学術教育委員会ガイドライン改訂委員会. 褥瘡予防・管理ガイドライン（第5版）. 日本褥瘡学会誌. 24 (1), 2022, 29-85.
4) 山中英治. 褥瘡ケアと特定の栄養素. 前掲書1). 943-8.
5) 山中英治. "創傷治癒のプラスアルファになる栄養素コラーゲンペプチドの働き". 進化を続ける！褥瘡・創傷 治療・ケアアップデート. 真田弘美ほか編. 東京, 照林社, 2016, 178-82.

MEMO

高齢者の
筋力低下と運動

高齢者の運動と栄養（代謝）は どう関連しているの？

社会医療法人令和会熊本リハビリテーション病院サルコペニア・低栄養研究センターセンター長
吉村芳弘 よしむら・よしひろ

point!

> もっとも変動が大きいエネルギー消費は身体活動である。
>
> 身体活動でエネルギー源として消費される糖と脂肪の割合は強度によって変動する。
>
> 大きな筋肉を使うとエネルギーが多く消費される。

身体活動とエネルギー

　ヒトのエネルギー消費は大きく、①基礎代謝、②食事誘発性熱産生（diet induced thermogenesis；DIT）、③身体活動、の3つに分けられます。このうちもっとも変動が大きいものが身体活動によるエネルギー消費です。身体活動によるエネルギー消費は、運動によるものと、家事などの日常生活活動が該当する非運動性身体活動（non-exercise activity thermogenesis；NEAT）によるものの大きく2つに分けられます。個人差はあるものの、標準的な身体活動レベルのヒトの総エネルギー消費量（24時間相当）のうち、身体活動によって消費するエネルギー量は約30％を占めます（図）。

　総エネルギー消費量のうち、基礎代謝量は体格（とくに筋肉量）に依存し、DITは食事摂取量に依存するため、個人内での日々の変動は大きくありません。したがって、総エネルギー消費量の変動は、ほぼ身体活動量に依存します。

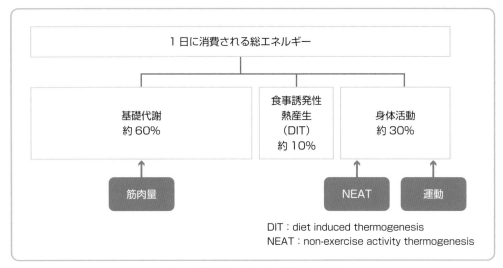

図　1日の総エネルギー消費量の構成

NEAT（ニート）とは？

　身体活動量は運動とNEATの大きく2つに分けられます。身体活動量に占める両者の割合は、習慣的な運動の有無と程度によります。ただし、習慣的な運動を行っていなくても、家事や通勤・通学の際のウオーキング、畑仕事などによる身体活動が多い場合もあります。そのため、一概に、運動を習慣化している人のほうが身体活動量はより多いとはいいきれません。

　近年ではNEATと肥満との関連が注目されています。肥満者と非肥満者を比べると、肥満者は歩行なども含めた立位による活動時間が平均で1日約150分も少なかったという報告があります[1]。坐位行動を減らして家事などの日常生活活動を積極的に行うことは、肥満予防として重要ですね。

身体活動量は体格×活動強度×活動時間

　1回の身体活動で消費されるエネルギー量は、体格・活動強度・活動時間で表されます。たとえば、体格の大きい人が、高強度で、長時間の活動を行うほど、エネルギー消費量は多くなります。

　身体活動中にエネルギー源として使われる糖と脂肪の割合は強度によって変化します。理論的には低強度×長時間で脂肪の消費割合が増加し、高強度×短時間で糖の消費割合が増加します。強度と時間は相対的なものであるため、ベースの身体活動が低ければ強度が低い身体活動でも糖の消費割合が高くなります。また、身体活動後の一定時間は代謝が亢進し、活動中に使われた糖（グルコース）を肝臓や筋肉に補填するため、より多くの脂肪が消費されます。

表　**身体活動レベル別の活動内容と活動時間の例**（文献2を参考に作成）

身体活動レベル	低い	普通	高い
	1.50（1.40-1.60）	1.75（1.60-1.90）	2.00（1.90-2.20）
日常生活の内容	生活の大部分が坐位で、静的な活動が中心	坐位中心であるが、職場内での移動や立位作業、通勤、買いもの、家事、軽いスポーツなどを含む	移動や立位の多い仕事や、スポーツなど余暇における活動的な運動習慣あり
中強度の身体活動時間（時間／分）	1.65	2.06	2.53
仕事での合計歩行時間（時間／分）	0.25	0.54	1.00

　そのため、運動や身体活動では大きな筋肉を使ったほうがより多くのエネルギーが消費されます。体のなかで大きな筋肉は大腿四頭筋やハムストリングス、臀筋などの下半身の筋肉です。スクワットなどはダイエットに効果的な運動の一つです。

身体活動レベル

　推定エネルギー必要量の算出の際に、身体活動レベルという指標があります。健常成人の場合、「基礎代謝量×身体活動レベル」で推定エネルギー量を算定します。「日本人の食事摂取基準（2020年版）」では各身体活動レベルに該当する日常生活の例が示されています（表）[2]。身体活動レベルは自覚的な要素が大きいため、個人によって数値は変動します。

引用・参考文献
1）Levine, JA. et al. Interindividual variation in posture allocation : possible role in human obesity. Science. 307 (5709), 2005, 584-6.
2）厚生労働省.「日本人の食事摂取基準（2020年版）」策定検討会報告書.（https://www.mhlw.go.jp/stf/newpage_08517.html, 2024年1月閲覧）.

**高齢者が筋力低下を起こす原因は何？
管理栄養士は何ができるの？**

社会医療法人近森会近森病院臨床栄養部部長　宮島功 みやじま・いさお

高齢者の筋力低下の原因は、加齢、活動量の低下、栄養摂取不足などがあげられる。

栄養摂取不足には、食欲低下、認知症、抑うつ、消化管機能の低下などさまざまな原因がある。

栄養摂取不足の原因を精査し多角的に介入し、十分な摂取量を確保する。

高齢者と筋力低下とは

　加齢とともに骨格筋量は低下し、筋力や身体機能も低下します。アジア人のためのサルコペニア診断基準にて、握力が男性 26kg 未満、女性 18kg 未満を筋力低下と評価[1] します。日常生活のなかでは、ペットボトルのキャップを開けられない、タオルを強く絞ることができない、重いものがもち上げられない場合は握力が低下していると考えられます。また、下肢の筋力低下では、つまずきやすくなり転倒のリスクにもつながります。

　筋力低下は加齢のほかに、活動量の低下や疾患、栄養摂取不足などが原因としてあげられます。高齢者が要支援となる原因疾患は衰弱、骨折・転倒、関節疾患などで、要介護の原因疾患には認知症、脳血管疾患などがあります。これらの疾患により活動量が低下し、筋力の低下が進行します。また、日々の栄養摂取不足、食事摂取量の低下も筋力低下の原因となります。高齢者の食事摂取量の低下の原因はさまざまで、食欲調整ホルモンの分泌不全、認知症、抑うつなどの身体的・精神心理的な問題、孤独、孤立、貧困などの社会的・環境的な問題、消化管機能の低下、視覚・味覚・嗅覚の低下などがあげられます。さらに、高齢者では口腔環境の悪化、むせ込み、かたいものが食べづらいなど、摂食

嚥下機能の低下により十分な食事摂取量を確保できないことも問題となります。高齢者の場合は、複数の既往や問題をもつ場合が多く、筋力低下を防止、改善するためには多角的なアプローチが必要です。

管理栄養士として何ができるか？ その対策

　筋力低下とともに、骨格筋量の低下、身体機能の低下があるかを評価することが大切です。骨格筋量は二重エネルギーX線吸収測定法（dual-energy X-ray absorptiometry；DXA）や生体電気インピーダンス法（bioelectrical impedance analysis；BIA）により評価し、身体機能は6メートル歩行速度、5回いす立ち上がりテスト、SPPB（short physical performance battery）で評価できます。筋力低下とともに骨格筋量の低下、身体機能の低下があれば、サルコペニアを疑います。

　また、筋力低下の原因を評価します。筋力低下の原因はさまざまで、高齢者では複数の要因が複雑に関係しています。管理栄養士としては、筋力の評価とともに栄養状態の評価を行います。とくに体格、体重減少の有無、食欲低下の有無を把握します。筋力低下の対策としては十分なエネルギー、たんぱく質の摂取と適切な運動療法です。日々の食事摂取量を把握し推定エネルギー、たんぱく質摂取量を算出します。体格や活動量に応じて必要エネルギー量、たんぱく質量を算出し、摂取量と比較して過不足がないかを評価します。運動療法が組み込まれる場合は、活動量を考慮して必要量を算出します。

　食欲不振、食事摂取量の不足がある場合は、食欲不振の原因を把握し対応します。口腔環境の悪化があれば歯科医師や歯科衛生士の介入を相談します。また、消化管機能の低下、味覚の低下などにより食事内容の調整が必要な場合は、調理者や介護者とともに適切な食事内容を検討します。

栄養摂取不足の原因には多角的な介入を

　高齢者の筋力低下の原因はさまざまであり、現状の評価、原因精査が大切です。管理栄養士としては、過不足がない十分な食事摂取量を確保することが大切です。食欲不振、食事摂取不足の患者には、原因に対して多角的な対応が必要です。

引用・参考文献

1) Chen, LK. et al. Asian Working Group for Sarcopenia : 2019 Consensus Update on Sarcopenia Diagnosis and Treatment. J. Am. Med. Dir. Assoc. 21 (3), 2020, 300-7. e2.

高齢者の筋力低下と運動

Q 43 寝たきり患者の筋力低下を防ぐにはどうしたらいいの？管理栄養士は何ができるの？

社会医療法人近森会近森病院臨床栄養部部長 **宮島功** みやじま・いさお

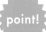

点

寝たきりには、急性疾患による安静臥床と慢性疾患による長期寝たきりがある。

重症患者での治療による安静臥床により集中治療後症候群（PICS）のリスクが高まる。

慢性疾患による長期的な寝たきり患者には適切な離床、拘縮予防を行い、栄養状態の評価、過不足ない栄養摂取に努める。

寝たきりになる理由・原因

高齢者が要支援・要介護となる原因は衰弱、骨折・転倒、関節疾患、認知症、脳血管疾患などがあります。また、急性疾患により入院治療が必要となる場合、術前術後の安静、呼吸器管理のための気管支チューブの挿入、鎮痛・鎮静などにより安静が強いられることもあります。慢性疾患による廃用、脳血管疾患、骨折などによる寝たきりや急性疾患による安静臥床は筋力低下の原因となります。

寝たきりになると筋力低下が起こる理由

急集中治療室（intensive care unit；ICU）に入室中あるいはICU退室後に生じる身体障害、認知機能、精神障害を集中治療後症候群（post intensive care syndrome；PICS）とよびます（図）[1]。1週間の絶対安静で10〜15％の筋力が低下します。そのため、PICS予防のためには、可能な限り早期の離床が求められます。また、ICU-AW（ICU-acquired weakness）は重症患者に発症した急性のびまん性の筋力低下のうち、重症病態以外に特別な原因がみあたらない症候群をさし、

Nutrition Care 2024 春季増刊 **145**

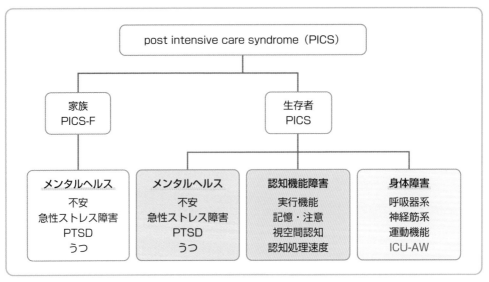

図　**PICS の概念**（文献 1 を参考に作成）

安静が一つの原因となります。

　慢性疾患が原因となる寝たきりは、長期間におよぶ身体機能の低下によるものでは根本的に病態、状態の改善が乏しく、日常生活動作（activities of daily living；ADL）の改善がむずかしい場合があります。また、長期の寝たきり状態により身体の拘縮を認める患者も少なくありません。筋力低下、慢性疼痛、ADL 低下などにより関節の不動が長期間にわたり生じることで拘縮が発生します。拘縮によりさらに活動性が低下し、筋力低下の原因となります。

管理栄養士ができる対策とは

　PICS は自然経過では完治が困難であるため予防や早期介入が重要です。PICS 予防にはさまざまな対策がとられ、毎日、鎮静薬を中止し意識レベルを確認する、人工呼吸器が離脱できるかどうか確認する、せん妄のモニタリングとマネジメントなどがあり、ICU では多職種による介入が必要となります。また、早期離床、早期リハビリテーションによる PICS 予防が期待されています。栄養管理の面では、早期からの十分な静脈栄養や高血糖が ICU-AW の発生に影響するとされています。静脈栄養の開始時期や血糖コントロールを考慮する必要があります。

　長期の寝たきり患者に対しての管理栄養士の介入は、過不足ないエネルギー、たんぱく質の摂取、活動量低下による必要エネルギー量の低下を加味した必要栄養量の再考、さらに摂食嚥下機能低下を認める患者であれば、誤嚥や窒息の予防のための適正な食形態の調整などがあげられます。また、看護師、リハビリテーションスタッフ、介護士とともにさらに活動性の低下がないように、適切な離床

を促し、拘縮予防にも努めます。口腔環境の維持および口腔衛生も重要であり、多職種で連携して介入します。

適切な離床とリハビリテーション＋過不足ない栄養摂取の確保

　寝たきり、安静には、急性疾患による手術や鎮静、人工呼吸器管理などによる安静臥床を強いられる場面と慢性疾患、長期臥床による寝たきりがあります。どのような状況でも、寝たきりが長期化することは筋力低下につながるため、適切な離床、リハビリテーションが必要です。また、栄養状態の評価を実施し、過不足ない栄養摂取の確保が重要です。

引用・参考文献
1）　Needham, DM. et al. Improving long-term outcomes after discharge from intensive care unit : report from a stakeholders'conference. Crit. Care Med. 40（2）, 2012, 502-9.

第7章　高齢者の筋力低下と運動

Q 44 サルコペニアは予防できるの？

社会医療法人令和会熊本リハビリテーション病院サルコペニア・低栄養研究センターセンター長
吉村芳弘 よしむら・よしひろ

point!

サルコペニアの要因には加齢、低栄養、低活動、疾患がある。

サルコペニア予防は高い身体活動、運動習慣、バランスのよい食事が中心となる。

たんぱく質は 1.0g/ 体重 kg/ 日以上の摂取を目安とする。

サルコペニアとは

サルコペニアは健康障害のリスクが高まった進行性かつ全身性の骨格筋疾患と定義されています。「サルコ（sarco）」は肉・筋肉を、「ペニア（penia）」は減少・消失を意味するギリシャ語です。サルコペニアの原因は多岐にわたりますが、加齢以外に要因がないものを「一次性サルコペニア」、加齢以外の要因によるものを「二次性サルコペニア」とよびます。二次性サルコペニアの原因として低栄養、低身体活動（運動不足、廃用、無重力など）、疾患（侵襲、慢性臓器不全、炎症性疾患、内分泌疾患、悪液質など）などが指摘されています[1]。

サルコペニアはどうして危険？

地域高齢者におけるサルコペニアの有症率は約10%とされ、サルコペニアがあると転倒・骨折、身体的自立度の低下、認知レベル低下、嚥下機能低下、耐糖能低下、栄養障害、死亡などのリスクが上昇することが知られています（図1）[1]。

また、サルコペニアは入院中に発症・進行し、患者アウトカムが悪化します。これを「病院関連（入

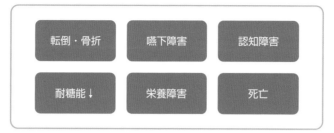

転倒・骨折
嚥下障害
認知障害
耐糖能↓
栄養障害
死亡
図1　**サルコペニアの深刻な影響**（文献1を参考に作成）

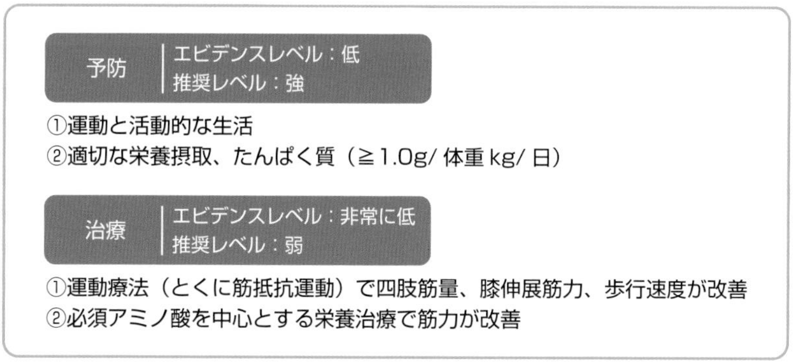

予防
エビデンスレベル：低
推奨レベル：強
①運動と活動的な生活
②適切な栄養摂取、たんぱく質（≧1.0g/体重kg/日）
治療
エビデンスレベル：非常に低
推奨レベル：弱
①運動療法（とくに筋抵抗運動）で四肢筋量、膝伸展筋力、歩行速度が改善
②必須アミノ酸を中心とする栄養治療で筋力が改善
図2　**サルコペニアの予防と治療の推奨**（文献1を参考に作成）

院関連）サルコペニア」とよぶこともあります。急性期病院の入院高齢者の有症率は17.1～34.7%とされ、サルコペニアがあると術後合併症、消化管縫合不全、肺炎合併症、再入院率や中長期的な全死亡率の上昇などの負のアウトカムと関連します[1)]。

サルコペニアの予防はよく動き、よく食べること

診療ガイドラインとして、サルコペニアの予防・介入に関して以下のステートメントが公開されています（図2）[1)]。

栄養と予防について：栄養・食事がサルコペニア発症を予防・抑制できるか？

●**ステートメント：**適切な栄養摂取、とくに1日に（適正体重）1kgあたり1.0g以上のたんぱく質摂取はサルコペニアの発症予防に有効である可能性があり、推奨する（エビデンスレベル：低、推奨レベル：強）。

運動と予防について：運動がサルコペニア発症を予防・抑制できるか？

●**ステートメント：**運動習慣ならびに豊富な身体活動量はサルコペニアの発症を予防する可能性があり、運動ならびに活動的な生活を推奨する（エビデンスレベル：非常に低、推奨レベル：強）。

取り組みやすい内容の提案を

　サルコペニアの予防・治療には運動と栄養が重要な要素になります。いずれも継続しなければ効果を持続させることはできません。適切な運動や食事の習慣を生活の一部に含め、習慣化させることが重要になります。そのため、運動でも食事でも高い目標のところからはじめるのではなく、取り組みやすい内容からはじめることをすすめます。

　たとえば、レジスタンス運動は、筋力や筋肉量、身体機能を改善する効果に優れていますが、これまであまり運動してこなかった人に対してはやや難易度が高い運動といえます。そのため、そのような人の場合には、ウオーキングやラジオ体操など、無理なくはじめられる軽い運動から開始するとよいです。

　食事に関しても同様です。筋肉をつくるうえでは、大豆などの植物性たんぱく質よりも、肉や魚などの動物性たんぱく質のほうが筋肉維持に有用とされています。しかし、日ごろからあまり動物性たんぱく質を摂取しない人にとっては、肉や魚を食べることが苦痛だと感じる場合もあると思います。まずは、高齢者自身が摂取しやすいものからたんぱく質をとるように工夫するとよいです。

　医療現場では、疾患治療を優先しがちです。病院関連サルコペニアを予防し、患者のアウトカムを良好にするためには、サルコペニアの評価と予防、治療が必要です。

引用・参考文献
1）　サルコペニア診療ガイドライン作成委員会編. サルコペニア診療ガイドライン2017年版一部改訂. 東京, ライフサイエンス出版, 2020, 84p.

高齢者の筋力低下と運動

Q45 ## フレイルは予防できるの？

社会医療法人令和会熊本リハビリテーション病院サルコペニア・低栄養研究センターセンター長
吉村芳弘 よしむら・よしひろ

point!

> フレイルは多面的で、可逆的で、サルコペニアと低栄養が関与していることが特徴である。
>
> フレイルの予防と介入は運動療法や栄養療法が中心となる。
>
> 運動療法として、レジスタンス運動の要素を含む漸進的で個別的な身体活動プログラムが推奨される。
>
> 栄養療法として、体重減少の原因検索と食品強化／高エネルギー・高たんぱく質の提供が推奨される。

そもそもフレイルとはどのような状態か？

フレイル（frailty）は加齢に伴いさまざまな臓器機能や身体的予備能力の低下が起こり、外的ストレスに対する脆さが亢進した状態で、いろいろな障害（日常生活自立度低下、転倒、独居困難、合併症増悪、入院、死亡など）に陥りやすくなった状態です[1]。

もっと具体的に述べると、要介護には至っていない、すなわち自立性は失われていない段階であるものの、加齢により身体の余力が低下して感染症や外傷などの急なストレスがかかるイベントが起こった後に、もとの状態に戻る回復力や機能が低下し、場合によっては要介護になってしまう状態をさします。

高齢者といっても個人差が大きいことは医療者であればよく経験していると思われますが、フレイルとは平均よりも老化がすすんで虚弱となっている（弱々しくなっている）高齢者をさすと考えるとよいでしょう。

なお、フレイルには身体的なフレイルだけでなく、精神心理的フレイル、社会的フレイルなど、じ

表1 **日本版CHS基準（J-CHS基準）**（文献2を参考に作成）

項目	評価基準
体重減少	6ヵ月間で2〜3kg以上の体重減少
筋力低下	握力：男性＜26kg、女性＜18kg
疲労感	（ここ2週間）わけもなく疲れたような感じがする
歩行速度	通常歩行速度＜1.0m/秒
身体活動	①軽い運動・体操をしていますか？ ②定期的な運動・スポーツをしていますか？ 上の2つのいずれも「週に1回もしていない」と回答

つに多面的な要素が含まれます。以降の記述では便宜的にフレイル＝身体的フレイルとして述べます。身体的フレイルの評価には日本版CHS基準（J-CHS基準）が広く用いられています（表1）[2]。

　フレイルの特徴は可逆性にあるといえます。フレイルは身体障害（disability）と健常（robust）の中間の状態であり、適切な介入で健常近くに戻ることができる可逆的な状態です。つまり、適切なタイミングで、適切な予防や介入を行うことで、将来の日常生活機能障害や転倒、入院、施設入所、死亡などのリスクが軽減します。そのため、早期発見と早期介入がフレイル対策の肝です。

フレイルの予防・介入

　フレイルの予防や介入は確立されているとはいいがたいですが、サルコペニアと低栄養がフレイルの中核因子であるため、予防と介入はサルコペニアと低栄養に対する運動療法や栄養療法が中心になると考えてよいでしょう。

　運動療法に関しては、「フレイル高齢者にはレジスタンス運動の要素を含む漸進的で個別的な身体活動プログラムを適用する」ことが診療ガイドラインで強く推奨されています（表2）[3]。また、フレイル管理の原則として「フレイルはサルコペニアと重複する。そのため管理の原則は両者間で同一になりうる」と提言されています[3]。身体活動はフレイル高齢者の筋力や身体機能、日常生活動作を維持・改善するためにもっとも重要です。そのため、運動教室への参加や家庭での運動指導などをとおして生活習慣へ介入することが有効です。身体活動プログラムにはサルコペニアに関連する筋萎縮や動作制限に対応する運動が含まれます。

　フレイルの予防・介入として栄養療法も重要です。診療ガイドラインでは、「意図しない体重減少を呈したフレイル高齢者には可逆性のある原因をスクリーニングして、食品強化／たんぱく質エネルギー補給を考慮する」と条件つきで推奨されています（表2）[3]。体重減少はフレイルの重要な兆候であり、スクリーニングと治療可能な要因の同定が行われる必要があります。体重減少の要因の同定には

表2 フレイル管理の診療ガイドライン（文献3を参考に作成）

強い推奨	● 妥当性が検証されたツールでフレイルを診断する ● フレイル高齢者にはレジスタンス運動の要素を含む漸進的で個別的な身体活動プログラムを適用する ● 不適切または不要な薬物を減少または中止することでポリファーマシーに対処する
条件つきの推奨	● フレイル高齢者には易疲労感の原因をスクリーニングする ● 意図しない体重減少を呈したフレイル高齢者には可逆性のある原因をスクリーニングして、食品強化／たんぱく質エネルギー補給を考慮する ● ビタミンD欠乏を呈したフレイル高齢者にビタミンDを提供する
推奨なし	● フレイル高齢者に対して個別的な支援や教育計画の提供を行う

包括的な評価が必要であり、疾患や認知機能低下、貧困、社会的疎外、薬剤、摂食嚥下障害、そのほかの要因の検索を幅広く行います。

引用・参考文献
1) Morley, JE. et al. Frailty consensus : a call to action. J. Am. Med. Dir. Assoc. 14 (6), 2013, 392-7.
2) Satake, S. et al. Prevalence of frailty among community-dwellers and outpatients in Japan as defined by the Japanese version of the Cardiovascular Health Study criteria. Geriatr. Gerontol. Int. 17 (12), 2017, 2629-34. doi : 10.1111/ggi.13129.
3) Dent, E. et al. The Asia-Pacific Clinical Practice Guidelines for the Management of Frailty. J. Am. Med. Dir. Assoc. 18 (7), 2017, 564-75.

第7章 高齢者の筋力低下と運動

MEMO

薬剤と
栄養・食事の関係

Q46 嚥下機能に影響する薬剤はあるの？

有限会社ネットワーク調剤代表取締役　**小野寺大樹** おのでら・ひろき

point!

- リラックスしているときのほうが消化管ははたらく。
- 薬剤にはかならず「主作用」と「副作用」がある。
- 「薬剤性嚥下障害」を起こす薬剤を知る。

食欲に影響する副交感神経と交感神経

　薬剤による嚥下機能への影響について考える際、薬効のしくみを把握できればおおむね予測することができます。たとえば食欲が増すときはどのようなときでしょうか？ それは、リラックスしている状態など、副交感神経が刺激されるときです。逆に食欲がないときは、集中して勉強や運動など何かに取り組んでいるとき、つまり交感神経が刺激されているときとなります。

　食事の際にすでに交感神経が刺激されている場合は、消化管運動や唾液分泌の低下などにより、ふだんよりも嚥下機能に支障を来すことがあるかもしれません。ちなみに交感神経を刺激する代表的な薬剤には、喘息などに用いられる気管支拡張薬があります。走ったり、激しい運動をしたりするときには、多量の酸素が必要となるため、交感神経が刺激されて気管支が拡張します。そのため、交感神経を刺激する薬剤が気管支を拡げ、喘息症状を緩和させます。

薬剤の主作用と副作用とは

　しかし、交感神経を刺激することにより、消化管のはたらきを低下させ、嚥下機能に障害を起こす

表　薬剤性嚥下障害に影響する薬剤（文献1を参考に作成）

- ●平滑筋や骨格筋の機能障害：抗コリン薬、三環系抗うつ薬、テオフィリン、カルシウム拮抗薬、アルコール
- ●下食道括約筋（食道−胃部分）の圧低下：プロゲステロン、グルカゴン、ドパミン、テオフィリン、カルシウム拮抗薬、アルコール、アトロピン、ブチルスコポラミン
- ●口腔咽頭および食道の嚥下機能低下：中枢神経系の鎮静作用を有する薬剤
- ●咽頭の筋肉麻痺：痙性斜頸や顔面神経麻痺時のボツリヌス毒素の局所投与
- ●麻痺による嚥下障害：経管チューブ挿入・内視鏡検査・歯科治療に用いられる局所麻酔
- ●口腔乾燥からの嚥下障害：抗ヒスタミン薬、降圧薬、抗不整脈薬
- ●筋弛緩作用のある薬剤：筋弛緩薬

ことがあります。薬剤が本来の効果を発揮すべき作用点にある適切な受容体（いわゆるスイッチ）や酵素、細胞にはたらく場合は問題ありませんが、どの薬剤においても、作用特異性に優れていたり、また体の感受性が限定的とも限らないため、余計なところでも効果を発揮してしまいます。このように、本来の目的として作用する点を「主作用」、異なる作用点でのはたらきを「副作用」といい、どのような薬剤も副作用を有します。

なお、アレルギー反応なども含めて、薬理的に想定できるものに関係なく、薬剤による好ましくない事象を総じて「有害事象」といいます。薬剤の因果関係が不明であった場合も含まれ、問題となるのはこの有害事象です。

管理栄養士も薬剤を確認する

嚥下機能において薬剤によってひき起こされる必要な主作用に対し、同時に起こる消化管での副作用を「薬剤性嚥下障害」といいます。薬剤性嚥下障害をひき起こす薬剤とおもな症状を表[1]に示します。とくに高齢者では、多剤併用により嚥下機能が低下している場合があるため、6剤以上のポリファーマシー（害のある多剤服用）には注意が必要です。

引用・参考文献
1)　Stoschus, B. et al. Drug-induced dysphagia. Dysphagia. 8 (2), 1993, 154-9.

Q47 食欲低下を起こす薬剤はあるの？

有限会社ネットワーク調剤代表取締役　**小野寺大樹**　おのでら・ひろき

> 薬剤には直接刺激、間接刺激によって食欲を低下させるものがある。
>
> 解熱鎮静薬などを漫然と服用している人は、食欲の変化などの観察が必要である。
>
> 使用する食材によって、副作用を悪化させる場合がある。

薬剤による食欲低下をまねく作用とは

　薬剤による食欲低下の代表的な原因には、消化管を直接刺激して食欲低下をまねく場合と、薬理作用による副作用として間接的に食欲低下をまねく場合の2種類があります。間接的な作用による食欲低下の副作用を有する代表的な薬剤には、オピオイドや抗がん薬、解熱鎮静薬の非ステロイド性抗炎症薬（NSAIDs）、ジギタリス製剤などがあります。抗うつ薬では、とくに服薬初期に悪心や食欲低下がみられるため注意が必要です。

解熱鎮静薬はなぜ胸やけを起こす？

　ロキソプロフェンを代表とするNSAIDsは胸やけを起こすとされます。NSAIDsによる消化管障害の原因は、薬剤が消化管に触れて炎症を起こすという直接刺激よりも、シクロオキシゲナーゼ（COX）阻害による間接的な副作用によるものであると考えられています。

　本稿では詳細には触れませんが、NSAIDsはCOXを阻害することで鎮痛効果を発揮します。NSAIDsが作用するCOXにはⅠとⅡがありますが、COXⅡのみを阻害すれば痛みが軽減します。し

かし、COXⅠまで阻害すると胃粘膜の血流が低下し、胃壁防御が十分に機能しなくなります。そして、自身の胃酸によって胃壁が荒れて食欲が低下したり、胃炎や潰瘍を誘発してしまいます。近年、開発された解熱鎮静薬にはCOXⅡ選択性が高いものがありますが、NSAIDsであれば坐薬であっても副作用として食欲低下が起こることがあるため、患者・利用者の自覚症状の変化に注意が必要です。

食材と薬剤の関係にも注意が必要

　直接的に消化管を刺激して食欲低下をまねく代表的な薬剤には、貧血治療に用いる鉄剤や骨粗鬆症治療薬のビスホスホネート製剤があります。これらは多めの水での服薬が推奨されていますが、高齢者によく処方されているため、服薬時に水が十分量飲めずに直接刺激による食欲低下の原因となる薬剤として知られています。

　また、上記のような薬剤を服用中に、ごぼう、貝類、こんにゃく、動物性脂肪など、胃通過速度の遅い食品を摂取すると、胃酸分泌の亢進などによって消化管障害をひき起こす可能性があります。日々の栄養管理において、管理栄養士も薬剤の確認を行い、食材との関連に注意しましょう。

第8章 薬剤と栄養・食事の関係

食事に薬剤を混ぜてもいいの？

有限会社ネットワーク調剤代表取締役　**小野寺大樹**　おのでら・ひろき

point!

- 薬剤の用法などは食事にあわせて、医師や薬剤師との相談で工夫できるものがある。
- 薬剤には表面に特殊加工されているものが多いため、食事には混ぜてはならない。
- グレープフルーツや牛乳など、薬剤の効果を変える食品がある。

服薬のタイミング

　食事と薬剤については、おもに吸収、代謝、分布、排泄に基づく薬物動態相による影響に注意が必要です。まず食前、食後などのタイミングに関しては、糖尿病治療薬など一部の薬剤を除いてずれても問題がない薬剤がほとんどです。この点に関しては、薬剤師に確認してもらえればすぐに解決します。

服薬補助食品の活用

　食事とは別ですが、服薬補助ゼリーはほとんどの薬剤で使用可能です。服薬補助食品使用の可否についても薬剤師に確認してください。なお、よく知られているオブラートは、水オブラート法によって正しく使用しないと誤嚥や窒息のリスクがあるため、注意が必要です。

簡易懸濁法が可能な薬剤とは

　粉砕などで薬剤の形状を変更させて食事に混ぜることは、介護施設や在宅などで起こり得るシチュエーションですが、原則的に食事への混入は危険です。とくに薬剤名の後ろに「R錠」「L錠」「CR錠」「徐放○○」と記載がある場合は、薬剤の表面に徐放性の特殊加工が施されています。そのような徐放製剤を粉砕の有無に関係なく食事に混ぜてしまうと、不適切に薬剤が溶出し、本来の効果を発揮できずに副作用のリスクが上がってしまうことがあります。

　裸錠や表面にフィルムコートのみが施されている場合、または「D錠」「OD錠」と記載がある場合は、粉砕ではなく簡易懸濁法により食事に混ぜることが安全です。簡易懸濁法とは、おもに経管投与の際に使われる手法で、錠剤やカプセルを粉砕せずに、そのままで55℃の湯に溶解させて服用する方法です。

　しかし、最近の薬剤では一見して通常錠にみえても、錠剤を構成するつぶの一つひとつに徐放性の特殊加工が施されている場合や、表面のコーティングが胃では溶けずに腸管のpHで溶ける工夫が施されているもの、薬効は問題ないが苦みなどの刺激をコーティングしている場合などがあります。簡易懸濁法の前にあらかじめ薬剤師に確認しておくとよいでしょう。

　「チュアブル錠」とよばれるタイプはもともとかんで服薬できるため、粉砕、簡易懸濁法、いずれも可能です。また、フィルム剤、液剤も食品に混ぜることがおおむね可能です。しかし、粉砕や簡易懸濁法は、本来の使用法以外の服用となるため、基本的にメーカーが作成する添付文書には記載されておらず、粉砕の可否など詳細なデータの記載がある薬剤はほとんどありません。

食事と薬剤は影響しあうため注意が必要

　そのほかの注意点として、お茶のカテキンやカルシウム、マグネシウムなど、一部の金属ではキレート形成による吸収の低下もあります。サプリメントや健康食品など特定の成分が強化された食品や、牛乳などカルシウムが豊富な食品についても、日々の献立のなかで薬剤服用時には同時摂取を避ける工夫が必要です。

　また、注意が必要な代表的な食品にはグレープフルーツがあります。よく知られているのは降圧薬です。降圧薬の一つであるカルシウム拮抗薬には「P-450（とくにCYP3A4分子種）」という薬物代謝酵素が含まれており、一部分解され全身に分布し、薬効を発揮します。グレープフルーツジュースは、この酵素の力を弱めて降圧薬の分解を遅くする成分が含まれており、一緒に摂取すると薬剤が体のなかで減りにくくなり、薬効が強く出ることがあります。これを薬物代謝酵素阻害といいます。逆に抗ウイルス薬や抗がん薬などの一部の薬剤で薬物代謝酵素誘導により効果が減弱するものもあり

第8章　薬剤と栄養・食事の関係

ます。しかしながら、グレープフルーツに関しては摂取するタイミングや量により影響を抑えること
ができる場合もあるため、薬剤師に相談してください。

＊　＊　＊

　薬剤と食事の相性など薬物動態相に基づく注意に関しては、薬剤師から説明していると思います。
しかし、在宅、介護保険施設などにおいて、栄養や嚥下の評価に基づく副作用の判断は薬剤師だけで
は不可能です。管理栄養士をはじめとする多職種連携により、よりよい薬物療法の実践につなげたい
と考えます。

認知症における食事の工夫

認知症の原因疾患にはどのようなものがあるの？食事の障害は異なるの？

ちゅうざん病院副院長／沖縄大学健康栄養学部客員教授／金城大学客員教授　吉田貞夫 よしだ・さだお

- 認知症の原因疾患により症状や対応法が異なるため、原因疾患に配慮して対応を考える。
- アルツハイマー型認知症の初期症状は軽度の記憶障害が一般的で、進行すると失見当識、遂行障害、排泄障害、妄想などの症状が出現し、最終的には寝たきり状態となる。
- アルツハイマー型認知症では経過中に体重減少を伴うことがある。
- 血管性認知症では重症の嚥下障害を合併していることが少なくない。
- レビー小体型認知症では、記憶障害、振戦、歩行障害、便秘、尿失禁、食後低血圧、起立性低血圧などのパーキンソン病様症状や、幻視、錯視がみられ、早期から嚥下障害を伴い、進行とともに嚥下障害は重症化する。

認知症の原因疾患

　日本の認知症高齢者数は、2012年の時点で462万人、その予備群と考えられる軽度認知障害（mild cognitive impairment；MCI）と診断される高齢者も400万人に達していると試算されました[1]。認知症、MCIの高齢者は、その後も超高齢社会の進行に伴い増加し続けていると考えられ、10年以上経過した現在では、あわせて1,000万人以上に達しているともいわれています。

　認知症の原因となる疾患には、アルツハイマー型認知症、脳血管障害、レビー小体型認知症などが知られています。日本でも欧米でも、認知症の原因疾患のなかでもっとも患者数が多いのはアルツハイマー型認知症です。日本の調査では、認知症高齢者の67.6％がアルツハイマー型認知症で、続いて血管性認知症が19.5％、レビー小体型認知症が4.3％、前頭側頭型認知症などそのほかの原因が8.6％でした[1]。

認知症の原因となる疾患によって、症状や対応法も異なることが指摘されています。認知症高齢者のケアを行う際は、原因となった疾患に配慮して対応を考えることが大切です[2～4]。

認知症の特徴

▶▶ アルツハイマー型認知症

　アルツハイマー型認知症は、アミロイドβという異常なたんぱく質が脳内に蓄積し、神経の変性を来す疾患と考えられています。近年承認された治療薬、レカネマブ（レケンビ®）は、抗アミロイドβプロトフィブリル抗体といって、アミロイドβが凝集、重合して分子量の大きい線維を形成する前に、短い断片に結合して神経細胞外に排出させる作用があります。

　アルツハイマー型認知症の初期症状は、側頭葉の海馬などの萎縮による軽度の記憶障害、「もの忘れ」が一般的です。直近の記憶があいまいになるものの、幼少時などの過去の記憶は保たれているのが特徴です。病状が徐々に進行すると、失見当識、遂行障害、排泄障害、妄想などの症状が出現します。最終的には自発的な行動、発語などがみられなくなり、寝たきり状態となります。

　アルツハイマー型認知症では、経過中、体重減少を伴うことが少なくありません。体重減少は、記憶障害などの症状が明白化する以前から認められることがあります。イタリアの研究では、4%以上の体重減少が認められたMCI高齢者は、認知症への進展のリスクが3.4倍高かった（95% CI 1.5-6.9、図）と報告されています[5]。原因不明の体重減少を認める高齢者では、随時、認知機能の評価を行うことが重要です。

▶▶ 血管性認知症

　脳梗塞や脳出血などの脳血管障害を発症することによって、四肢の麻痺などに加え、認知機能の低下を来すことがあります。こうした症例では、脳梗塞などをくり返し発症し、重症の嚥下障害を合併していることも少なくありません。動脈硬化が進行した症例、とくに、内頸動脈が著しく狭窄している症例では、軽度の脱水でも脳血流の低下を来し、急激に意識レベルが低下し、嚥下機能も低下することがあります。

　日によって症状の出現、消退をくり返す場合を「まだら症状」といいます。症状の変動を防ぐためには、脱水や低栄養を防ぐなど日ごろからきめ細やかなケアを行うことが重要です。

▶▶ レビー小体型認知症

　アルツハイマー型認知症と同様に、脳に異常なたんぱく質が蓄積し、神経の変性を来す疾患の一つで、記憶障害のほかパーキンソン病様症状、幻視などがみられるのが大きな特徴です。パーキンソン病様症状としては、振戦、歩行障害などのほか、便秘、尿失禁、食後低血圧、起立性低血圧などの自律神経障害も多く認められます。

　早期から嚥下障害を伴い、進行とともに嚥下障害は重症化します。レビー小体型認知症の患者の約

第9章　認知症における食事の工夫

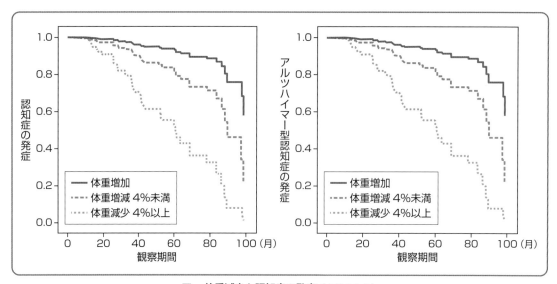

図　体重減少と認知症の発症（文献 5 より）

4%以上の体重減少が認められた MCI 高齢者は、認知症への進展のリスクが 3.4 倍高かった。

70%が幻視を経験するといわれています。幻視にはドネペジルの少量投与が有効といわれています。ご飯などにかけたごまが虫にみえる、壁の染みが人の顔にみえるなどの錯視がみられることもあります。

▶▶ 前頭側頭型認知症

　多くは初老期に発症し、前頭葉や側頭葉の神経が変性を来す原因不明の疾患です。初期には自発性の低下、感情の鈍麻などがみられ、社会への適応性が低下し、暴力、悪ふざけなどのほか、万引きなどの軽犯罪をくり返すこともあります。常同行動といい、毎日同じ行動をくり返したり、毎日同じ場所を散歩したり、毎日同じ時刻に決まった行動をするなどの行動異常がみられます。甘いものや、濃い味つけのものを好むなど、食事や嗜好の変化がみられることもあります。

引用・参考文献

1）　朝田隆. 都市部における認知症有病率と認知症の生活機能障害への対応. 都市部における認知症有病率と認知症の生活機能障害への対応 平成 24 年度 総括・分担研究報告書（厚生労働科学研究費補助金認知症対策総合研究事業）. 2013, 1-65.

2）　吉田貞夫. 認知症の人の摂食障害 最短トラブルシューティング：食べられる環境, 食べられる食事がわかる. 東京, 医歯薬出版, 2014, 186p.

3）　吉田貞夫. "認知症患者に対する栄養療法". 日本臨床栄養代謝学会 JSPEN テキストブック. 日本臨床栄養代謝学会編. 東京, 南江堂, 2021, 501-9.

4）　吉田貞夫. 認知症の原因疾患とその特徴, リハビリテーション栄養における対応のポイント. リハビリテーション栄養. 4 (1), 2020, 47-53.

5）　Cova, I. et al. Weight Loss Predicts Progression of Mild Cognitive Impairment to Alzheimer's Disease. PLoS One. 11 (3), 2016, e0151710.

Q50 認知症で食べられなくなる原因は何？ 食べられなくなったらどうすればいいの？

ちゅうざん病院副院長／沖縄大学健康栄養学部客員教授／金城大学客員教授　吉田貞夫　よしだ・さだお

point!

- 認知症が進行すると食事摂取が困難となることが多い。
- 摂食障害が認められる認知症高齢者は、生存率が低下する。
- 認知症患者が食事を摂取できない場合、原因を鑑別し、それに応じた適切な対応を行う。
- 人生の最後の時期にさしかかった症例では、本人、家族の負担を考慮し、苦痛なく継続可能な食事内容を提案する。

認知症の進行と摂食障害

　アルツハイマー型認知症、血管性認知症、レビー小体型認知症など、いずれの疾患が原因だったとしても、認知症が進行すると食事摂取が困難となることが少なくありません。食事摂取量が低下すると低栄養が進行し、やがて肺炎などの感染症を発症し、一部は死へとつながります。認知症患者のケアを行ううえで、食事のケアはとても重要です。

　米国の研究では、認知症高齢者を1年ほど経過観察するうち、85.8％に摂食障害が認められ（図1-A）、摂食障害が認められた群は、生存率が著しく低下しました（図1-B）[1]。認知症高齢者にとって、食事摂取が生命にかかわる大きな問題だということがあらためて強く感じられます。

認知症患者が食べられなくなったら、まず何を確認する？

　認知症は、進行し、やがて死へとつながる疾患です。認知症患者が食べられなくなったら、まず、

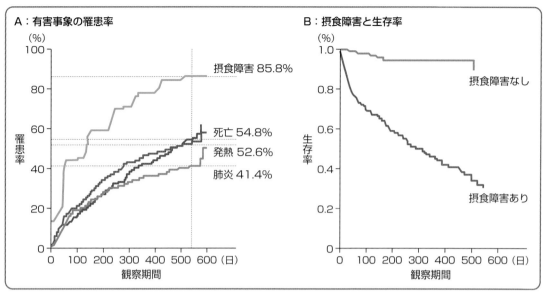

図 1　認知症高齢者における有害事象の罹患率と、摂食障害と生存率の関連（文献 1 より一部改変）

その患者が人生のどのステージにいるのか、本人、家族はどのようなことを希望しているのかを確認します（図 2）。主治医や他職種と情報を共有することが大切です。

　人生の最後の時期にさしかかっている患者では「何とかして食べてもらおう」「家族の介助でこのくらいの量は食べさせてもらおう」と無理な目標を立てることによって、本人、家族の負担が大きくなります。苦痛なく、継続可能な食事内容を提案しましょう。

　今後、少なくとも数ヵ月は元気な状態で生活を続けることが見込まれる患者では、栄養状態の低下をできるだけ防ぐことを目的としたサポートを検討します。

栄養状態の低下を防ぐサポート

　低栄養の進行を防止するため、定期的に体重を測定し、体重減少を早期に検出し、適切な対応を行うことが重要です。MNA®（mini nutritional assessment）などによるアセスメントも有用です。

　認知症患者が食事を摂取できない場合、その原因が何かを鑑別し、それに応じた適切な対応を行います[2, 3]。しかし、原因を特定するのはとても困難で、初回の評価で原因にたどりつき、食事摂取量が改善するとは限りません。順にいくつかの方法を試し、食事摂取量が改善するかどうかを確認する試行錯誤が必要となります。

　認知症患者の摂食障害とその対応法の例を表[4, 5]に示します。食事に無反応などの場合、意欲・自発性の低下、失認、失行などが原因と考えられます。視覚や香りなどを活用し、食事内容を調整し、食事摂取量の改善をめざすとともに、食事介助を行うことが必要です。症例によっては、失行により

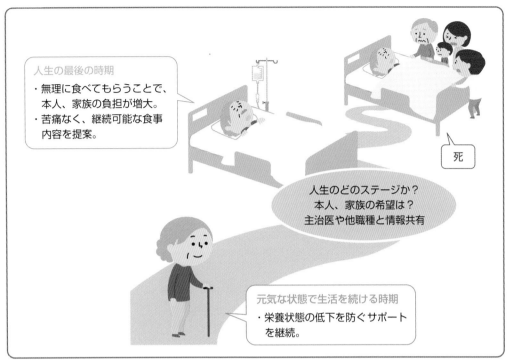

図2　認知症患者の病期と栄養管理のかかわり方

口を開けたいと思っても開けることができない場合もあります（開口失行）。口唇の刺激や、食器を唇につけるなどの介助で開口を促せることがあります[3]。認知症が進行すると、咀嚼が困難などの口腔機能の低下も認められます。認知症患者は、料理の品数が多いと混乱してしまうことがあります。一品ずつ料理を提供する、ワンプレートに盛りつける、弁当箱を使用するなどの工夫が有効です。また、嚥下機能の低下が原因と考えられる場合は、嚥下機能に適合した食事に調整します。

　食事摂取量が増えない、食欲がないなどの場合、味覚障害が原因のことがあります。薬剤の影響、唾液分泌低下、口腔内不衛生、カンジダ感染、亜鉛欠乏などは、味覚障害をさらに悪化させることがあります。甘みの強い食品や、味つけがしっかりした食品を試し、摂取量を確認します[3]。また、認知症を発症することにより、食品の嗜好が発症前と大きく異なっている場合があります。発症前の情報にとらわれずに、本人の好む味や食感などを根気よく探すことが必要です。食行動の障害は、環境変化の影響を受けやすいといわれています。

　レビー小体型認知症では、幻覚や錯視がみられることがあります。ごま、ふりかけなどが虫にみえたり、模様のついた食器が異物にみえることがあるようです。「食事に毒が入っている」という妄想が原因で、食事をとらなくなる症例もしばしば見受けます。食事に粉末たんぱく質、とろみ調整食品などを混ぜる行為を目にしたことがきっかけで、このような妄想につながることもあります。認知症高齢者のみている前で、食事に粉末たんぱく質、とろみ調整食品などを混ぜたりしないよう、スタッフ

表　認知症患者の摂食障害とその対応（文献4、5より引用改変）

チェック項目	対応
□食事に無反応 □食べものをもてあそんでしまう □食器の使い方がわからない □意思疎通が著しく困難 □食事動作が止まってしまう（失行） □食事に40分以上かかる	適切な食事介助が必要
□口腔内にため込んでしまう □咽頭残留がある □むせている □ときおり発熱がみられる □膿性痰、痰の増加がみられる □ときおり肺炎を発症する	食事内容の調整が必要
□食事摂取量が増えない、ムラがある □食欲がない □体重が減少している □低体重が改善しない	味覚、嗜好を確認する
□食事に虫がたかっているという（幻覚） □食事に毒が入っているという（妄想） □緑色のものは食べない □豆、コーンなど、粒状のものを吐き出す	・ごま、ふりかけなどの使用は避ける ・本人の嫌がる食材は避ける ・模様のついた食器の使用を避ける ・食事に薬、粉末たんぱく質を混ぜない
□食事時間中、座っていることができない □食事に集中できない □食事時間に覚醒が維持できない	・手に持って食べられる食品 ・スナックフードを試してみる ・夜間覚醒した際に食べられるものを準備する

や介護者に周知します。

　食事時間中、座っていることができない、食事に集中できないなどの場合には、手に持って食べられるおにぎりやサンドイッチなどの食品、スナックフードなどを試します。昼夜逆転や、薬物の影響などで食事時間に覚醒が維持できない場合は、覚醒したタイミングで食事摂取を行えるよう、調理の必要のない補助食品などを準備しておくようにします。

引用・参考文献

1) Mitchell, SL. et al. The clinical course of advanced dementia. N. Engl. J. Med. 361 (16), 2009, 1529-38.
2) Volkert, D. et al. ESPEN guidelines on nutrition in dementia. Clin. Nutr. 34 (6), 2015, 1052-73.
3) 吉田貞夫. 認知症の人の摂食障害 最短トラブルシューティング：食べられる環境，食べられる食事がわかる. 東京, 医歯薬出版, 2014, 186p.
4) 吉田貞夫. 認知症の原因疾患とその特徴，リハビリテーション栄養における対応のポイント. リハビリテーション栄養. 4 (1), 2020, 47-53.
5) 吉田貞夫. 認知症高齢者のリハビリテーションのアウトカムを支える栄養管理. リハビリテーション栄養. 4 (2), 2020, 227-8.

Q51 認知症で食べたことを忘れて、何度も食事を催促されるときはどうすればいいの？

愛知県厚生農業協同組合連合会豊田厚生病院栄養管理室課長　**森茂雄** もり・しげお

- 食べたことを忘れたり、食事を催促することは、認知症でよくみられる行動である。
- 患者の訴えを傾聴し、感情的に接しない。
- 訴えられる内容から、段階的に具体的な対応法をスタッフで共有する。

認知症では食事を忘れ、催促することがよくある

　食べたことを忘れる、何度も食事を催促されるという行動は、認知症でもっとも多いアルツハイマー型認知症の中期に、短期の記憶障害としてよくみられます。すべての認知症患者にみられるわけではありませんが、記憶障害に加えて介護者との関係、満腹中枢の異常などが加わって出現すると考えられます。また、「食べていない」という訴えの背後に、「もの盗られ妄想」のような介護者に対する被害的な感情を伴う場合も少なくありません[1]。

　入院中の認知症高齢者にみられた食の問題行動を調べた研究[2]では、「食べたことを忘れて要求する」が7.3％、「食べものを探す」が4.4％、「くり返し空腹を訴える」が4.4％と報告されています。

患者を否定せず、相手の段階にあわせて対応する

　認知症患者に「ご飯はまだ？」と聞かれた際に、いちばんとってはいけない対応は、「さっき食べましたよ！ 何回いったらわかるのですか！」と感情的になり、相手を否定することです。認知症患者は感情を鋭敏に感じとり、その感情がいつまでも残りやすいようです。何度も同じことを聞かれて感情

的になってしまう気持ちは理解できますが、ケアスタッフが感情的になれば、認知症患者は鏡映しのように感情がコントロールできなくなってしまうことが多いです。

認知症の分類や進行度が重要であることはいうまでもありませんが、その段階に応じた対応を心がけましょう。ケアの現場では、認知症患者の訴え方から認知症の進行度を判断できることも多いです。

最初の段階として「私はもう、ご飯を食べましたか？」「ご飯はまだ？」と確認するような訴えであれば、すでに食事をとったことを相手が理解できるように説明しましょう。記憶障害が初期の場合であれば「そういえばそうだった」と、比較的納得して落ち着くケースも多いです。

次の段階として、説明をしても納得できずに怒り出すケースがあります。薬の調整が必要な時期かもしれないため、医師や薬剤師、看護師などと相談が必要です。また、攻撃的ではなく、何度も聞きにくるようなケースでは、その人が食べた食器だけを洗わずに残し、そのつど確認してもらってもよいでしょう。そのほかにも「今、ご飯をつくっているので、もう少し待ってください」と声をかけたり、「お腹はどのくらい空いていますか？」と聞いてみると、それほど空腹ではないこともあります。

このような場合は、空腹であることよりも、自分が食べていないことを気にしていることがあります。そのため、まずは相手の訴えを傾聴してから、目先を変えるように「お茶を入れますね」「洗濯ものを一緒にたたみましょう」「散歩に行きましょう」「そういえば、○○はしましたか？」のように行動や話題を変えると、気持ちを切り替えられることもあります。質問をする場合に大切なことは、「AとBではどちらがよいですか？」と選択権をもたせることです。患者が自分で意思決定できない指示的なかかわりは、ケアを行ううえで好ましい結果になりづらいです。それでも食事の訴えがおさまらないケースでは、一口サイズの菓子やくだものを目の前に置いて食べてもらう方法も効果的です。

前述の方法でも対応がむずかしい場合や症状が頻回に現れる場合は、1回分の食事量をあらかじめ調整しておき、分割食のように提供する方法もあります。このような対応においては、条件、環境などが患者により異なるため、スタッフ間で対応がバラバラになると患者が混乱してしまいます。スタッフ同士で情報共有し、対応できそうなものを実施してください。

＊　＊　＊

「食事を食べていない」という訴えは、認知症患者のその日の調子を知るバロメーターにもなります。日本人は規則正しく3食をとることがあたり前だと考える人が多いですが、その人らしく生きるという視点で「食べる」を柔軟に考える視点も大切です。

引用・参考文献
1）品川俊一郎. 認知症患者の食の問題について考える. 高次脳機能研究. 41（3），2021，280-5.
2）Shinagawa, S. et al. Classifying eating-related problems among institutionalized people with dementia. Psychiatry Clin. Neurosci. 70（4），2016，175-81.

Q52 どうしても口を開けてくれない人には どのようにすればいいの？

愛知県厚生農業協同組合連合会豊田厚生病院栄養管理室課長　**森茂雄** もり・しげお

point!

- 口を開けてくれない要因を検討する。
- 具体的な対応を一つずつ実施する。
- 生活全般のケアとして、食べることに多職種でかかわる。

なぜ口を開けないのか

　認知症患者では生活の質（quality of life；QOL）の低下が懸念されますが、QOLをアウトカムとした研究は十分には行われていないようです[1]。食べることとQOLは関係しますが、評価する立場が違えば結果も異なります。むりやり口を開けて食べさせることは、食事によってQOLを低下させることだとも考えられます。そのため、食支援は医療行為とケアの視点で考えることが重要です。

　開口不可の要因を大きく分けると、①認知機能による影響、②病的な影響、③心理的な影響が考えられます。

認知機能による影響

　認知症患者は、瞬間を紡ぎ合わせて生きているため、環境への適応がむずかしくなります。さっきまで行っていたことや、現在自分のいる場所がわからなくなります。食事をとる環境も、さまざまな場所で知らない人ばかりでは気持ちが落ち着きません。それに加えて、食べものや食具もよくわからないものと認識してしまいます。声かけをされている意味も理解できなければ、口を開いて食べることにつながりません。

▶ 病的な影響

傾眠、低血糖、薬の副作用などで覚醒が十分でないことがあります。口内炎や口腔内の粘膜異常、薬剤の副作用による口腔内乾燥も開口しない原因になります。口唇が閉じていても顎が外れていることがあります。口が開けられないのか、開けたくないのかを判別しましょう。

▶ 心理的要因

食事でいやな体験をしたことがあると、開口拒否の原因になります。食事開始よりもかなり早い時間に座らされて疲れた、食事時間が異常に長いなど、食事が苦痛になっているとつらい思いだけが残ってしまいます。

口を開けない要因別の対応

▶ 声かけの工夫

単純に声が聞こえていないというケースは少なくありません。声が小さい、甲高くて聞こえないというケースが多いです。焦って感情的にならないように落ち着いて声をかけましょう。

▶ 食事前の準備

一連の流れが習慣になっていると、食事をする心理的な準備がととのいやすいです。声かけ→手洗い・手を拭く→落ち着いた場所に座る→口腔内の確認（汚染や義歯の有無）のように、毎回同じ流れでケアを行いましょう。

▶ 口腔ケア

食事と口腔ケアはセットで考えましょう。開口拒否は、口腔ケアと共通することも多いです。かみ締めの強い患者に歯科医師が行っていた技術に、下の前歯と口唇のつけ根の部分を指で下に押すと自然と口が開きやすくなるというものがあります。短時間であればこの方法で口腔内を確認できますし、開口器を使うこともあります。K-point（口腔内の臼後三角後縁のやや後方の内側）を刺激して開口を促す方法もあります。

▶ 環境の整備

周りが気になって集中できない場合は、落ち着いた環境をととのえます。目の前に気になるものを置かない、テレビを消す、壁に向かって集中できるようにするなどがあります。高齢者は、クーラーの風を好まないことも多いため、座る位置にも配慮しましょう。

▶ 食べる体力を温存する

早い時間から座らされたことで、食事を開始するころには体力を使い果たしていることがあります。車いすは座り心地がよいものではありませんし、姿勢保持は思っているよりも体力を消費します。体力がなくなった状態では口を開けることもむずかしいです。

食事介助の工夫

可能な範囲で自力摂取を心がけましょう。強制的に食べさせない、口のなかに入れないことが大切です。ベテランの介護福祉士が実践していたのは、口のまわりに少量の食べものをわざとつけ、舐めるような動作があれば開口するという方法でした。とろみをつけた飲水物やミキサー状の食事は、スプーンでの摂取がむずかしい場合もあります。シリンジの先端に短く切った酸素チューブをとりつけてストローのようにすることもあります。ただし、このような方法は快く思われない場合もあるため、事前に意図を共有しましょう。

食事提供の工夫

昔から食べ慣れているものや彩りのよいものは、何を食べているかわかりやすいです。きざみ食や嚥下調整食は加工されているため「みたことがないもの」と捉えられ、口に入れても拒否されやすくなります。

患者自身がこれまで使用していた食器、箸、スプーンを使うと、食事を認識しやすくなります。音のしないメラミン食器を使う施設も多いですが、陶器のカチャカチャとした音を聞くと、食べるきっかけになることがあります。

食事の途中で口を開けなくなる場合は、口腔内にものをためこんでいることがあります。詰め込みすぎないように食具や食べ方で一口量を調整し、頬や顎をマッサージしながら食事介助を行うことで、うまく飲み込みができることもあります[2]。

* * *

さまざまな対策を行っても口を開けない人はいます。むりやり口を開けられるのは、患者や家族はもちろんケアスタッフもよい気持ちではありません。お互いに win-win になるケアをみつけていきましょう。

引用・参考文献
1) Smith, SC. et al. Measurement of health-related quality of life for people with dementia : development of a new instrument (DEMQOL) and an evaluation of current methodology. Health Technol. Assess. 9 (10), 2005, 1-93.
2) 枝広あや子. ""食べたくない"場合のアプローチ方法". 認知症の人の「食べられない」「食べたくない」解決できるケア：食支援のアイデア集. 愛知, 日総研出版, 2016, 106-7.

第9章　認知症における食事の工夫

**口のなかに食べものをためてしまう人には
どのようにすればいいの？**

公益社団法人東京都栄養士会栄養ケア・ステーション管理栄養士　髙橋樹世　たかはし・みきよ

- しっかりと覚醒した状態のときに食事をすすめる。
- 声かけや体を刺激し、食事時間であるとの認識を高める。
- 有する機能にあわせた食形態を設定し、必要に応じて姿勢を工夫する。

口腔機能と食形態はあっているか？

　食べている途中で口の動きが止まり、思いのほか食事に時間がかかることは意外と多くありませんか？ その場面をみたスタッフは、「口を動かして、飲んでくださいね」と声をかけたり、患者・利用者の頬を優しくさすったりします。これらの刺激でふたたび口が動きだせばよいのですが、そのままためこみが続く場合、スタッフは口腔内に残った食べものをかきだして食事を終了します。なぜなら、ためこんだ食べものが誤嚥や窒息をひき起こす可能性があるからです。

　認知症がすすんだケースでは、口腔内でのため込みがみられることがよくあります。ため込みの原因となる食材は、咀嚼が必要な固形物から咀嚼を必要としない水分やゼリーまで、さまざまなものが対象となります。とくに利用者の口腔機能よりも難易度が高い食形態はため込みにつながるため注意が必要です。

口腔内にため込む原因と対応

　ため込みの原因には、「覚醒が悪い」「食事の途中で食べていることを忘れてしまう」「口腔から咽頭

への食物の送り込みが悪い」などが考えられます。

　食事は、しっかりと覚醒した状態で摂取することが大切です。食事の途中で食べていることを忘れてしまうケースでは、声かけや体に触れて刺激し、ふたたび食事に意識を向けてもらうとよいでしょう。また、空のスプーンで口腔内を軽く刺激すると、ふたたび口が動きはじめることがあります。冷たいものや味にめりはりのあるもの、本人が好きな食べものを交互ですすめることが効果的です。これまでの筆者の経験では、甘いものも有効でした。

　口腔から咽頭への食物の送り込みが悪いケースでは、口腔機能に何かしらの不具合があるのかもしれません。それをみつけるためには、しっかりとミールラウンド（食事観察）をすることが重要です。

①しっかりと咀嚼ができているか？　押しつぶしができているか？

②舌がスムーズに動いて、①および食塊形成をアシストしているか？

③舌が前後にスムーズに動いて、食物を咽頭まで送り込むことができているか？

　①〜③のどの部分に問題が生じているのかによって、その後の対応も変わります。①に問題がある場合は、有する機能に適した食形態を設定することが大切です。②のように舌の動きが低下してうまく食塊形成ができない場合は、ペースト状の食事（日本摂食嚥下リハビリテーション学会嚥下調整食分類2021：コード2）[1]に変更します。また、③のように舌の動きが低下して送り込めない場合は、それぞれの利用者に適したリクライニング位をとり、重力を活用してゆっくりと咽頭へ送り込むとよいでしょう。一般的には45°ぐらいが送り込みを助けるためには適していますが、リクライニングをかける角度が大きくなるほど自力摂取が困難になる[2]ため、何を優先すべきかはよく考える必要があります。

　食事をうまくとれない原因がどこにあり、どのような対策をとればよいのか、患者・利用者の有する機能をいかした支援方法を模索することが大切です。

引用・参考文献
1）　日本摂食嚥下リハビリテーション学会嚥下調整食委員会. 日本摂食嚥下リハビリテーション学会嚥下調整食分類2021. 日本摂食嚥下リハビリテーション学会雑誌. 25（2）, 2021, 135-49.
2）　野原幹司編. 認知症患者の摂食・嚥下リハビリテーション. 東京, 南山堂, 2011, 166p.

第9章　認知症における食事の工夫

Q 54 特定の皿のものしか食べない人には
どのようにすればいいの？

公益社団法人東京都栄養士会栄養ケア・ステーション管理栄養士　髙橋樹世 たかはし・みきよ

point!

食事に集中できる環境をつくる。

食事を認識しやすい場所にセットする。

食事を認識しやすい色の皿に盛りつける。

複数の皿数に混乱する場合は、ワンプレートや丼もの形式で提供する。

ミールラウンドで日々の観察を

ミールラウンド（食事観察）をしていると、ほかの利用者と少し違う食べ方をしている、数日前とは食べ方が変わってきている……と気づくことはありませんか？ いつからこのような食べ方がはじまったのか、多職種と確認し合うこともあるかと思います。認知症に伴う周辺症状（behavioral and psychological symptoms of dementia；BPSD）が食事中にもみられるようになると、徐々に食べることがむずかしくなり、栄養状態や生活の質（quality of life；QOL）の低下をまねく[1]ため、適切な対応が必要です。

特定の皿のものしか食べない原因と対策

認知症がすすむと、特定の皿のものしか食べなくなる人がいます。具体的な例をあげると「一皿だけを食べる」「トレーにセットした複数の皿のうち、手前に置いた皿だけを食べる」「トレーにセットした複数の皿のうち、片側部分の皿だけを食べる」などです。

一皿だけを食べてそれ以上食べようとしない場合は、「こちらも食べてくださいね」と声をかけながら皿を入れ替えることが効果的です。もしくは主食と副菜をワンプレートに一緒に盛りつける、小鉢に取り分けて食事を促すのもよいでしょう。

　手前の皿だけを食べる場合は、テーブルやいすの高さが適していない可能性があり、奥側に置いた皿の中身がよくみえていないのかもしれません。本人がトレー全体を確認できるようにテーブルやいすの高さを調節しましょう。トレーの奥側に適当な厚さのものを挟んで少しだけ角度をつけて、みえやすくするのも効果的です。

　脳梗塞や脳出血の後遺症の一つである「半側空間無視」の場合は、片側（多くは右側）だけを認識するため、認識できる場所に置いてある食事だけを食べることがあります。視覚的にはみえているにもかかわらず片側部分を認識できないので、本人が認識できる位置に食器を設置する必要があります。

　また、視力が弱くて近くしかみえない場合は、ワンプレートや丼もの形式で対応したり、小鉢に取り分けてすすめたりするとスムーズに食べてもらえます。

　認知症がすすむと、目の前に準備された食事に対してどうすればよいのかと混乱することがあります。「失行」や「失認」があるケースでは、複数の皿を一度に提供すると混乱することがあるため、ワンプレートもしくは丼もの形式を用いて「目の前の一品を食べるだけ」という状況にするとよいでしょう [2]。

> ## 事例紹介
> ## 「すべての食事を寄せ集めて混ぜてから食べる」

　Ａさんは、ある日を境に「トレーにセットした食事をすべて寄せ集めて丼もの状態にし、ひたすら混ぜてから食べはじめる」といった食べ方に変わっていきました。最初はなぜそのような行動をするのかと不思議に思っていましたが、Ａさんが長年中華料理店を営んできたと知ったときに、なるほどと納得しました。目の前に準備されたものをそのまま食べなかったのは、おそらくＡさんなりの調理の工程を経ることで、はじめて食事として認識できたからなのだと思います。

引用・参考文献
1）　一般社団法人日本健康・栄養システム学会. 摂食・嚥下機能の低下した高齢者や認知症高齢者の栄養ケア・マネジメントの手引き. 2010.
2）　野原幹司編. 認知症患者の摂食・嚥下リハビリテーション. 東京, 南山堂, 2011, 166p.

第9章　認知症における食事の工夫

Q 55　途中で食べるのをやめてしまう人には どのようにすればいいの？

公益社団法人東京都栄養士会栄養ケア・ステーション管理栄養士　髙橋樹世 たかはし・みきよ

point!

- 食事に集中できる環境をつくる。
- 疲労軽減のため、30分程度で食べ終える食事内容に設定する。
- 食事を認識しやすい色の皿に盛りつける。
- 複数の皿を並べると混乱する場合は、ワンプレートや丼もの形式にして提供する。
- 集中力が持続できる時間を考慮しながら、提供量や提供方法を工夫する。

食事に集中できる環境か？

　認知症の進行に伴い、食事の途中で食べるのをやめてしまう利用者をみかけませんか？ 食事を中断する原因はいくつかあり、それぞれに適した対応が異なります。

　比較的多いのが、食事に集中できないケースだと思います。テレビや周囲の人の話し声などに気をとられ、食事中であることを忘れてしまうのです。そのため、集中力低下の原因となるものを取り除くことが大切です。たとえば、テレビを消す、周囲が気になるようなら静かで落ち着いた場所に席を設けるようにします。よかれと思って介助のときに話しかけることも、注意力が散漫する一因となります。患者・利用者が食べながら話をすると、呼吸と嚥下のタイミングがずれて、誤嚥のリスクが高まるので注意が必要です。

　テーブルの上にあるものを気にしている場合は、食事以外のものを置かないようにしましょう。また、柄のないシンプルな食器やトレー、食事用エプロンなどの使用により、意識がほかにそれることを軽減できます。複数の食具に混乱する場合はスプーン1本だけを使ってもらうというように、あら

かじめ食具を選定して配膳するとよいでしょう。

　食べる行為が止まった時点で、「こちらもどうぞ」「もう少し食べませんか」と声をかける、一口だけ介助してから食具を渡して自力摂取を促すことも効果的です。どの程度の時間であれば集中できるのかを見定めて、それぞれにあわせた対応をすることが必要です。たとえば、食べきれる量を小分けにして提供し、皿が空になったタイミングで次の食事をすすめるなどです。

食べる行為は意外と体力を使う

　食事中に疲れて、それ以上食べすすめることができないというケースもあります。じつは食べるという行為は意外と体力を使うものです。このため、食事の直前まで体を休めて体力を温存してもらうことや、食事時間が長引かないように少量で栄養価の高い食事を提供することも効果的です。

　なかには、食事中に傾眠がはじまるケースもあります。傾眠の原因には、認知症の進行のほか、昼夜逆転や睡眠不足、処方薬の影響などが考えられます[1]。できる限り生活リズムをととのえて、なるべく夜間帯に質のよい十分な睡眠がとれるように日中の活動量を増やすなどの工夫が必要です。また、必要に応じて食事前に臥床時間を設けることや、医師に相談して睡眠導入剤の種類や量を再考してもらうのも一案です。

無理に食事摂取をさせないことも大切

　食事を中断する利用者に対して、注意すべきポイントがあります。食事摂取量を確保したいがために、無理な介助をすることは危険です。覚醒が悪い状態で食事をとると誤嚥や窒息のリスクが高まるため、「次の食事でがんばりましょう」と余裕をもって対応をすることも必要です。間食や水分補給を活用して、無理なく不足する栄養量を補うのもよいでしょう。

　とくに認知症の終末期が近づくと、眠っている時間が長くなってきます。この場合は、睡眠パターンを把握し、覚醒している時間に栄養量を確保できるように工夫していきます。

引用・参考文献
1）　野原幹司編. 認知症患者の摂食・嚥下リハビリテーション. 東京, 南山堂, 2011, 166p.

第9章　認知症における食事の工夫

索引

★増刊への感想・提案

　このたびは本増刊をご購読いただき、まことにありがとうございました。編集室では今後も、より皆さまのお役に立てる増刊の刊行を目指してまいります。つきましては本書に関するご感想・ご提案などがございましたら、当編集室までお寄せください。また、掲載内容につきましてのご質問などがございましたらお問い合わせください。

★連絡先

〒532-8588　大阪市淀川区宮原 3-4-30 ニッセイ新大阪ビル 16F
株式会社メディカ出版「ニュートリションケア編集室」
E-mail：nutrition@medica.co.jp

The Japanese Journal of Nutrition Care　　ニュートリションケア 2024 年春季増刊（通巻 216 号）

病院・介護保険施設・在宅で活用できる
高齢者の栄養ケア ポイントBOOK

2024 年 5 月 1 日発行	編　著	田村 佳奈美
	発 行 人	長谷川 翔
	編集担当	西川雅子・富園千夏・高坂美波
	編集協力	加藤明子
	組　版	稲田みゆき
	発 行 所	株式会社メディカ出版
		〒532-8588　大阪市淀川区宮原 3-4-30
		ニッセイ新大阪ビル 16F
	編集　　　　　電話：06-6398-5048
	お客様センター　電話：0120-276-115
	E-mail　nutrition@medica.co.jp
	URL　https://www.medica.co.jp/
	広告窓口	総広告代理店 (株)メディカ・アド 電話：03-5776-1853
	デザイン	大西由美子（バウスギャラリー）
	イラスト	ホンマヨウヘイ
定価（本体 3,000 円＋税）	印刷製本	株式会社シナノ パブリッシング プレス

ISBN978-4-8404-8412-1　　　　　　　　　　乱丁・落丁がありましたら、お取り替えいたします。
無断転載を禁ず。
Printed and bound in Japan